In die „Sammlung von Monographien aus dem Gesamtgebiete der Neurologie und Psychiatrie" sollen Arbeiten aufgenommen werden, die Einzelgegenstände aus dem Gesamtgebiete der Neurologie und Psychiatrie in monographischer Weise behandeln. Jede Arbeit bildet ein in sich abgeschlossenes Ganzes.

Das Bedürfnis ergab sich einerseits aus der Tatsache, daß die Redaktion der „Zeitschrift für die gesamte Neurologie und Psychiatrie" wiederholt genötigt war, Arbeiten zurückzuweisen nur aus dem Grunde, weil sie nach Umfang oder Art der Darstellung nicht mehr in den Rahmen einer Zeitschrift paßten. Wenn diese Arbeiten der Zeitschrift überhaupt angeboten wurden, so beweist der Umstand andererseits, daß für viele Autoren ein Bedürfnis vorliegt, solche Monographien nicht ganz isoliert erscheinen zu lassen. Es stimmt das mit der buchhändlerischen Erfahrung, daß die Verbreitung von Monographien durch die Aufnahme in eine Sammlung eine größere wird.

Die Sammlung wird den Abonnenten der „Zeitschrift für die gesamte Neurologie und Psychiatrie" und des „Zentralblatt für die gesamte Neurologie und Psychiatrie" zu einem um ca. 20% ermäßigten Vorzugspreise geliefert.

Angebote und Manuskriptsendungen sind an einen der Herausgeber, Prof. Dr. O. Foerster, Breslau, und Prof. Dr. R. Wilmanns, Heidelberg, erbeten.

Die Honorierung der Monographien erfolgt nach bestimmten, zwischen Herausgebern und Verlag genau festgelegten Grundsätzen und variiert nur nach Höhe der Auflage.

Abbildungen und Tafeln werden in entgegenkommender Weise ohne irgendwelche Unkosten für die Herren Autoren wiedergegeben.

MONOGRAPHIEN AUS DEM GESAMTGEBIETE DER NEUROLOGIE UND PSYCHIATRIE

HERAUSGEGEBEN VON

O. FOERSTER-BRESLAU UND K. WILMANNS-HEIDELBERG

HEFT 25

DIE KLINISCHE NEUORIENTIERUNG ZUM HYSTERIEPROBLEM UNTER DEM EINFLUSSE DER KRIEGSERFAHRUNGEN

VON

DR. MED. KARL PÖNITZ

PRIVATDOZENT UND OBERARZT DER
PSYCHIATRISCHEN UND NERVENKLINIK HALLE

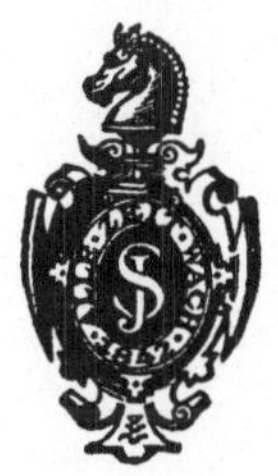

Springer-Verlag Berlin Heidelberg GmbH

1921

Copyright 1921 by Springer-Verlag Berlin Heidelberg
Ursprünglich erschienen bei Julius Springer in Berlin 1921

ISBN 978-3-662-34334-0   ISBN 978-3-662-34605-1 (eBook)
DOI 10.1007/978-3-662-34605-1

Vorwort.

Die vorliegende, im Juni 1920 abgeschlossene Arbeit ist aus meiner mehrjährigen Assistententätigkeit an der Klinik des Geheimrat Anton, dem ich besonderen Dank schulde, herausgewachsen.

Das Hysterieproblem wird von mir hier bewußt nur von einer Seite angegangen. Ich verkenne nicht, daß es bei Beurteilung eines Einzelfalles keinen einseitigen Standpunkt geben darf, daß andere Seiten des Problems wissenschaftlich interessanter erscheinen, daß zahlreiche andere — von mir kaum gestreifte — Fragen der Lösung harren. Das Willensproblem erscheint mir jedoch nach den Kriegserfahrungen das wesentlichste, eine klare Stellungsnahme hierzu erfordert gebieterisch die Zeit. Zahlreiche Einzelarbeiten in dieser Richtung liegen vor, Kretschmers Beweisführung hat Aufsehen erregt. Trotzdem muß ich in meiner jetzt noch während Gutachtertätigkeit immer und immer wieder feststellen, daß von einer Nutzanwendung unserer gewonnenen Anschauungen in der militärärztlichen Beurteilung der Kriegshysterie nicht eben überall viel zu merken ist. Versagen schon die Fachkollegen bisweilen, wenn es sich um ein Ziehen praktischer Konsequenzen aus unserer Hysterieauffassung handelt, so ist der Hysteriebegriff bei den Nichtfachärzten meist noch ein recht verschwommener. Deshalb erscheint mir eine zusammenfassende, vor allem aber wissenschaftlich wie praktisch Schlußfolgerungen ziehende Darstellung nötig. Sie soll hier versucht werden, die literarischen Hinweise bezwecken keine Vollständigkeit, sondern ein Herausheben der Hauptarbeiten und Winke zum Weiterstudium.

Halle, Psychiatrische und Nervenklinik der Universität, Weihnachten 1920.

Karl Pönitz.

Inhaltsverzeichnis.

Seite

Einleitung: Frühere Begriffsbestimmung der Hysterie, unsere Begriffsbestimmung, Gründe, warum die Mechanik bei den Fällen von Kriegshysterie durchsichtiger ist als bei den „zivilen" Fällen 1

I. Zusammenstellung des Tatsachenmaterials, welches dafür spricht, daß Wille und Wunsch zur Erkrankung, die Interessiertheit des Patienten daran, Vorbedingung für das Bestehen hysterischer Störungen sind . . 7

Fehlen von Hysterie bei Kriegsgefangenen 7

Seltenes Auftreten hysterischer Störungen bei organisch schwer Verletzten 12

Anpassung hysterischer Störungen an die äußere Situation, Umstände, unter denen hysterische Störungen auftreten 14

Die Erfolge der Behandlung in Kriegsneurotikerlazaretten sprechen hierfür 25

Die Zahl der hysterischen Störungen in ihrer Abhängigkeit vom Verlaufe des Krieges 33

Das fast völlige Fehlen hysterischer Störungen bei Kriegerfrauen und Kriegerwitwen 40

Exaktes Beweismaterial ist, im Gegensatz zu den obigen massenpsychologischen Forschungen, bisher noch nicht durch die Individualpsychologie erbracht, insbesondere noch nicht durch das psychoanalytische Verfahren und die Assoziationsversuche, obwohl einzelne Ergebnisse durchaus in unserem Sinne sprechen. Aussichten der charakterologischen Forschungsrichtung 41

II. Anwendung der im Kriege gewonnenen Erkenntnis auf die Friedensfälle 44

III. Verankerung des Krankheitswunsches mit den Krankheitssymptomen, d. h. Mechanik der Hysterie 46

IV. Die aus alle dem bedingte klinische Stellung der Hysterie, Definition 52

Die Symptome müssen prinzipiell dem Willen zugänglich sein . . 54

Symptomatologie, Verhältnis der Affektreaktion, der Schreckneurose und der Reminiszenzen zum Hysterischen 55

Hysterie oder hysterisch 58

Der hysterische Charakter 59

Die Veranlagung zu hysterischen Störungen 60

V. Die Diagnose der Hysterie 60

VI. Die Simulationsfrage und die moralische Frage 62

VII. Die Therapie 66

VIII. Die Beurteilung 69

Einleitung.

Wenn in den ersten Kriegsjahren in den medizinischen Zeitschriften, speziell in den psychiatrisch-neurologischen immer und immer wieder versichert wurde, daß der Krieg uns grundsätzlich neue Krankheiten, grundsätzlich neue ärztliche Erkenntnis nicht gebracht hätte, so mußte diese so oft wiederkehrende ausdrückliche Versicherung eigentlich Wunder erregen, denn da ein Krieg doch im Grunde genommen nicht andere schädigende Momente bringt — d. h. die schädigenden Ursachen in ihre Einzelbestandteile zerlegt! — als wir sie schon aus der Friedenszeit kennen, so konnte man schon rein spekulativ zur selbstverständlichen Überzeugung gelangen, daß der Krieg vielleicht besonders gefärbte Krankheitsbilder zeigen würde, aber eben keine wesentlich neuen. Trotzdem ist es aber zweifellos, daß die kriegsärztlichen Erfahrungen uns in unserer ärztlichen Erkenntnis in vielen Punkten wesentlich vorwärts gebracht haben, von dem Gesichtspunkt ausgehend, daß für die ärztliche Forschung der Krieg als ein — um ein Wort Hoches zu gebrauchen — Experiment größten Stils betrachtet werden kann, ein Massenexperiment, das Erkenntnisse sichert, die bei Einzeluntersuchungen als zweifelhaft betrachtet werden müssen, oder doch wenigstens bisher nicht auf alle ärztliche Forscher überzeugen wirkten.

Es darf behauptet werden, daß wir, um auf unser Thema zu kommen, durch den Krieg in der Hysteriefrage freilich bei weitem nicht alle Probleme gelöst, aber doch klarer zu sehen gelernt haben, daß Ansichten, die zwar — einesteils im Keime, anderenteils ausgeprägter — schon vorhanden waren, durch die Massenerfahrungen immer mehr Gemeingut ärztlicher Überzeugung geworden sind.

Trotz aller glänzenden psychologischen Abhandlungen und klinischen Arbeiten hat es eine allgemein anerkannt wissenschaftlich scharf präzisierte Begriffsbestimmung der Hysterie bisher nicht gegeben, ganz abgesehen davon, daß in Klinik und Praxis die Diagnose recht oft gefühlsmäßig, instinktiv, weniger aus klarer Überlegung heraus gestellt wurde, daß — wie Kraepelin [1] sagt — „hier und da ein nicht zu rechtfertigender Mißbrauch mit der verallgemeinerten Anwendung jener Bezeichnung getrieben worden ist". Kraepelin selbst ist von seiner eigenen Definition offenbar auch nicht durchaus befriedigt. Sie lautet: „Als wirklich einigermaßen kennzeichnend für alle hysterischen Erkrankungen dürfen wir vielleicht die außerordentliche Leichtigkeit und Schnelligkeit ansehen, mit der Gemütsbewegungen nicht nur das gesamte Seelenleben beeinflussen, sondern auch mannigfaltige körperliche Krankheitserscheinungen hervorbringen, seien es An-

---

[1] Kraepelin, Lehrbuch d. Psychiatr. 8. Aufl. Klin. Psych., III. Teil, 1647, 1915.

ästhesien oder Parästhesien, seien es Ausdrucksbewegungen, Lähmungen, Krämpfe, Störungen der Gefäßinnervation oder der Drüsentätigkeit." Und ferner sagt er: „Was einem Krankheitsbilde den Stempel des Hysterischen aufdrückt, das ist, wie schon früher angedeutet, weiterhin die Ausstrahlung der Gemütsbewegungen auf andere Gebiete des körperlichen und geistigen Lebens und ihre Umsetzung in Krankheitserscheinungen, die der Hauptsache nach übertriebenen und verzerrten Ausdrucksformen seelischer Erregung entsprechen." Kraepelin gibt selbst zu, daß seine Kennzeichnung weit davon entfernt ist, allgemein anerkannt zu sein. Der klinische Nachteil dieser Definitionen ist meines Erachtens zweifellos der, daß sie recht weit gefaßt sind, daß man Krankheitsfälle aus dem Gebiete der sogenannten Psychopathien und neurasthenische, resp. psychasthenische Bilder leicht mit in die also definierte Krankheitsgruppe einbeziehen, jedenfalls schwer abgrenzen kann. Und dasselbe muß gegenüber Strümpells [1]) Definition gesagt werden, der übrigens meint, daß man Hysterie noch nicht einwandfrei definieren könne, weil es streng genommen gar keine Hysterie als solche gäbe. Nur aus praktischen Gründen würden unter dem Namen „Hysterie" zahlreiche Krankheitsfälle zusammengefaßt. Strümpell bezeichnet „als hysterisch diejenigen klinischen Erscheinungen einer abnorm gesteigerten oder abnorm veränderten Nervenfunktion, bei denen diese Erscheinungen auf einer Störung der normal geregelten Beziehung zwischen den Vorgängen des Bewußtseins und den organischen Funktionen beruhen". Hier wäre auch Moebius zu nennen, der die hysterischen Erscheinungen durch Vorstellungen, und Babinski, der sie durch Suggestion hervorgerufen sein läßt. Janet sieht die Assoziationsschwäche, bezüglich die Assoziationslähmung als das Kardinalsymptom der Hysterie an, spricht von der Abspaltung sonst bewußter Vorgänge aus dem Zusammenhange mit dem bewußten Seelenleben (womit er meines Erachtens die Grenzen gegenüber den schizophrenen Prozessen sehr verwischt) und ausgehend von ihm hat ja die psychoanalytische Schule unter der Führung von Breuer und Freud die Komplexlehre aufgestellt und das Wesen der Neurosen, vorwiegend offenbar der klinisch bisher als Hysterie bezeichneten Krankheitsgruppe auf die Verhinderung der Abreaktion entstandener Affekte zurückgeführt, auf eine Abspaltung des Affekts vom Vorstellungsinhalt, wobei die verdrängten Erinnerungen bekanntlich zumeist dem sexuellen Gebiete angehören sollen, wogegen ja in entschiedener Weise von den Nichtpsychoanalytikern Stellung genommen worden ist. Fast alle Autoren weisen bei ihren Hysteriebetrachtungen auf die Affektivität hin, so S. Meyer [2]), nach dem „der Affekt zu den unumgänglichen Vorbedingungen der Hysterieerzeugung gehört", und zum großen Teil auch auf die Suggestibilität wie Bumke [3]), der die psychogene Reaktion an das normale Seelenleben anknüpfen läßt. Das Entscheidende sei immer die Erwartung, sei es im Sinne des Wunsches auf Vorteil, sei es im Sinne der Befürchtung, daß ein Symptom eintreten könne.

---

[1]) Strümpell, Über Wesen und Entstehung der hysterischen Krankheitserscheinungen. Deutsche Zeitschr. f. Nervenheilk. **55** (1/3), 180.

[2]) Meyer, S., Die Kriegshysterie. Deutsche med. Wochenschr. **42** (3), 69.

[3]) Bumke, Suggestibilität, psychogene Reaktion und hysterischer Charakter. Berl. klin. Wochenschr. **55** (50), 1185.

Alle diese erwähnten Definitionen und hervorgehobenen Charakteristiken haben nun, wie schon oben angedeutet, einesteils den Nachteil, daß die Hysteriegruppe hierdurch gewaltig gedehnt wird, so daß dann Moebius recht hatte, wenn er sagte, hysterisch sei jeder von uns, und daß dem Individualiserungsbedürfnis und dem klinischen Bedürfnis, kleinere scharfbegrenzte Gruppen aufzustellen, damit nicht Rechnung getragen wird, und andererseits haben sie den Nachteil, daß nach der Art des Vorkommens hysterischer Erscheinungen die erwähnten Charakteristika allein nicht kennzeichnend für hysterische Störungen sein können. Um nur einiges anzuführen, so müßte man streng genommen nach den meisten der angegebenen Definitionen als hysterisch bezeichnen das Kind, welches zittert, wenn es von einem Hund angebellt wird, den jungen Menschen, der bei Gemütserregungen leicht errötet und erblaßt, diejenigen Individuen, bei denen sich Gemütszustände leicht in der glatten Muskulatur widerspiegeln, d. h., die bei Verstimmungen sich übergeben oder Durchfälle bekommen, vielleicht auch langdauernde Magenstörungen zeigen usw. Denn hierbei handelt es sich doch um „Ausstrahlung der Gemütsbewegungen auf andere Gebiete des körperlichen Lebens" und doch: wohin soll es führen, wenn man das alles als hysterisch bezeichnen wollte!

Ohne nun freilich den Hysteriebegriff darauf aufzubauen, hat man nun schon im Frieden in den wissenschaftlichen Publikationen — in der praktisch ärztlichen Arbeit am Krankenbett hat man sich ja schon lange von diesem Gesichtspunkt leiten lassen! — darauf hingewiesen, daß die hysterischen Erscheinungen für den Befallenen eine Zuflucht bedeuten und ohne der psychoanalytischen Schule bedingungslos anzugehören, muß man zugeben, daß Freud neben seiner oben gegebenen Definition mit dem Begriff der „Flucht in die Krankheit" ein Schlagwort geschaffen hat, welches auch bei den Nichtpsychoanalytikern rasch Anklang und Eingang gefunden hat. Es wurde auf das Zweckvolle im Wesen der Hysterie hingewiesen, Kohnstamm schuf den Begriff des „defekten Gesundheitgewissens", Bonhoeffer hielt die Willensrichtung der Krankheit für das charakteristische Moment der Hysterie, und Bleuler[1]) sagt: „Es handelt sich um eine psychische Reaktionsweise auf unangenehme Situationen, die nicht ertragen werden wollen und vor denen man in die Krankheit flüchtet oder in dieselbe gedrängt wird." Dazu kamen die Friedenserfahrungen Strümpells bei den Unfallneurosen, der darauf hinwies, daß solche nur bei daran interessierten Leuten vorkämen und der wohl als erster klar den Begriff der Rentenbegehrungsvorstellungen herausgearbeitet hat, im Gegensatz zu dem somatisch orientierten Oppenheim, der auch im Kriege — allerdings vergeblich — wieder versuchte, eine im engeren Sinne somatische Grundlage für die traumatische Hysterie zu behaupten.

Alle diese Erwägungen und Gedankengänge, die sich bis dahin mehr neben den erwähnten Hysteriedefinitionen bewegt hatten, sind nun im Verlauf des Krieges bei den meisten der Psychiater und Neurologen, die militärärztlich tätig gewesen sind, in den Vordergrund der Betrachtungsweise getreten. Es wurde — trotz einzelner Widersprüche — im großen und ganzen der Wunsch, der Wille zur Krankheit als das fixierende Moment für die Kriegsneurosen — so weit sie unter die geläufigen hysterischen Bilder fallen —

---

[1]) Bleuler, Lehrbuch d. Psychiatr., 1. Aufl., 1916, 388.

erklärt, wennschon auch jetzt noch einzelne daneben andere Einflüsse gelten ließen, nämlich die ängstliche Spannung, Ermüdung, fehlendes Gesundheitsgewissen, unterbewußte Konfliktszustände usw. Als erste wiesen bereits Ende 1914 und Anfang 1915 Bonhoeffer[1]) und Gaupp[2]) auf diese Faktoren hin. Es ist ihr Verdienst, zuerst in ausgesprochener Form die meisten der Gedankengänge niedergelegt zu haben, die dann im Laufe der Kriegsjahre allgemein anerkannt wurden. Sokolowski[3]) definierte die Hysterie direkt als den „Willen zur Krankheit". Es folgten dann die Arbeiten von Forster[4]). Nonne[5]). Zimbal[6]), Engelen[7]), Redlich[7]) und vielen anderen.

Ich selbst habe bereits im Frühjahr 1918 ähnliche Gedankengänge vertreten und habe damals darzulegen mich bemüht, warum es uns im Kriege am Soldatenmaterial viel eher möglich ist in die Psychologie der Hysterie einzudringen, deshalb nämlich, weil infolge der einförmigeren militärischen Lebensverhältnisse und der seelischen Uniformierung es viel leichter ist, Wünsche und Strebungen eines Menschen psychologisch zu analysieren, als in den viel komplizierteren zivilen Verhältnissen, wo die Wurzeln des Geschehens, die Motive viel schwerer zu enträtseln sind.

Ich führte etwa folgendes aus[8]): Die Ansicht, daß hinter den hysterischen Störungen — bewußt oder unbewußt — ein Zweck verborgen ist, hat sich ja besonders aus dem Studium der Haftpsychosen, die man als reaktive Psychosen aufgefaßt hat, entwickelt. Weniger hat man das Zweckvolle früher bei den nichtforensischen und nichttraumatischen hysterischen Störungen, besonders den Krampfanfällen, dem Mutismus, der Aphonie, der Abasie und Astasie usw. betont. Wenn nun jetzt bei den im Heere auftretenden derartigen Krankheitserscheinungen das Zweckvolle stärker hervorzutreten scheint, so liegt eine Parallele mit den Haftpsychosen nahe. Der Häftling lebt in einer relativ einfachen Umgebung. Von äußeren Einflüssen, die dem Arzt unbekannt sind, ist er weitgehend abgeschlossen. Seine Straftat ist bekannt, seine Wünsche und Sorgen lassen sich ohne gewagte Hypothesen leicht vermuten, die auftretenden Störungen zwanglos, wenn natürlich auch nicht im einzelnen, so doch in ihrer Zielrichtung, verstehen. Ähnlich — man verzeihe den Vergleich — liegt es im Soldatenleben. Nicht nur sind, was ich in meiner Abhandlung über die Fahnenflucht[9]) angedeutet habe, die militärischen Vergehen infolge

---

[1]) Bonhoeffer, Fälle von sog. Granatexplosionslähmungen. Vortr. i. d. Berl. Gesellsch. f. Psych. u. Nervenheilk. 14. 12. 1914. (Ref. im neurol. Zentralbl. 1915. Nr. 2.)

[2]) Gaupp, Hysterie und Kriegsdienst. Münch. med. Wochenschr. 1915. Heft 11. — Die Granatkontusion. Vortrag in d. med. naturwissenschaftl. Gesellsch. Tübingen am 3. 12. 1914. (Ref. Münch. med. Wochenschr. 1915. Nr. 11.)

[3]) Sokolowski, Die Willensrichtung der Hysterischen und die funktionellen Phänomene. Zeitschr. f. d. ges. Neurol. u. Psych. **29** (3/4). 252.

[4]) Forster, Hysterische Reaktion und Simulation. Monatsschr. f. Psych. u. Neurol. 42.

[5]) Nonne, Referat auf der 8. Versammlung deutsch. Nervenärzte. München 1916.

[6]) Cimbal, Die Zweck- und Abwehrneurosen als sozialpsychologische Entwicklungsform der Nervosität. Zeitschr. f. d. ges. Psych. u. Neurol. **37**.

[7]) Zitiert nach Birnbaums Sammelreferaten in d. ges. Zeitschr. f. d. ges. Neurol. u. Psych., worauf auch sonst bezüglich der Literatur hingewiesen wird.

[8]) Pönitz, Die Zweckreaktion. Ein Beitrag zur Psychologie der Hysterie und Simulation unter besonderer Berücksichtigung der Kriegserfahrungen. Arch. f. Psych. u. Nervenkrankheiten **59**, Heft 2/3.

[9]) Pönitz, Psychologie und Psychopathologie der Fahnenflucht im Kriege. H. Groß' Arch. f. Kriminologie. **68**. Heft 3/4.

der einförmigeren militärischen Lebensverhältnisse psychologisch leichter zu
analysieren als Zivilvergehen, auch für die sogenannten hysterischen Störungen
wird die psychologische Einfühlung leichter gemacht. Wir kennen mehr
als im komplizierten, viel individuelleren Friedensbetriebe die gemütlichen und
körperlichen Schädigungen, welche einwirken, wir kennen wenigstens ungefähr
die Lebensverhältnisse, die gegenseitigen Beeinflussungen und Rücksichts-
nahmen (Anton sagt: „Der Mensch ist nicht nur Mensch, sondern auch „Mit-
mensch"), wir kennen vor allem das, was man als soldatische Tugenden oder
Untugenden zu bezeichnen pflegt, auf der einen Seite die Geringschätzung
persönlicher Gefahr, auf der anderen Seite die Sorge um Gesundheit und Leben
und das Wohlergehen der Familie, die Sehnsucht nach Freiheit und Heimat.

Und wenn nun manche, führte ich weiter aus, sich gegen die Auffassung,
daß das „Zweckvolle" bei den hysterischen Erscheinungen die Hauptsache
sei, sträuben, weil sie — ob mit Recht oder Unrecht sei zunächst dahingestellt —
ein moralisierendes Moment in dieser Betrachtungsweise finden und weil sie
sich beispielsweise dagegen sträuben, bei einem dekorierten Offizier, der 3 Jahre
lang unentwegt gefahrvollen Frontdienst getan hat, im 4. Kriegsjahre hinter
einer Abasie einen, sei es auch für den Kranken unbewußten, „Zweck" suchen
zu sollen, so gehen sie meiner Ansicht nach von einer durchaus falschen Welt-
anschauung aus. Sie wollen sich nämlich nicht eingestehen, daß auch der beste
Mensch Gedanken und Wünsche hat, die er selbst nicht auszusprechen wagt,
die er für unrecht hält, deren er sich schämt. Jeder prüfe sich selbst und denke
cum grano salis an die Worte Hamlets: „Ich bin selbst leidlich tugend-
haft; dennoch könnt' ich mich solcher Dinge anklagen, daß es
besser wäre, meine Mutter hätte mich nicht geboren."

Nicht alle großen Werke, nicht alle Heldentaten sind um ihrer selbst willen
geschehen, Ehrgeiz und Rücksicht auf andere mögen oft das treibende Motiv
gewesen sein. Es ist durchaus nicht unwahrscheinlich, um zur Sache zurückzukommen, daß jemand 3 Jahre lang, sei es aus Pflichtbewußtsein, sei es aus
Rücksicht auf seine soziale Stellung, voll seine Pflicht getan hat, daß dann
Motive, die an und für sich gar nichts Unsoziales und Unehrenhaftes an sich
zu haben brauchen (Sorgen und Sehnsucht des Familienvaters), lebendiger
werden und auf Seele und Körper zu wirken beginnen. Wer versuchen will,
die psychische Struktur der Kriegshysterie, sei es auch nur in groben Zügen,
zu verstehen, muß eben das Wort des Terenz anerkennen:

„Homo sum; humani nil a me alienum puto!"

Wenn nun also für die Kriegshysterie ein „Zweck" nachgewiesen werden
soll, so ist der Inhalt dieses Zwecks nach dem oben Gesagten leicht zu finden.
Es ist die Möglichkeit, sich unangenehmen Situationen, die der
Kriegsdienst mit sich bringt, zu entziehen, sei es nun der persönlichen
Gefahr, also dem Frontdienst, sei es überhaupt der durch den Dienst bedingten
unbequemen Freiheitsbeschränkung. O. Förster[1]) hat es in München all-
gemeiner als Selbsterhaltungstrieb gefaßt, was aber für die Fälle, denen
es überhaupt auf Befreiung aus dem Heeresdienste, also nicht nur auf Entfernung aus der Gefahrzone, ankommt, dann nicht ganz zutreffen dürfte.

---

[1]) 8. Jahresvers. d. Gesellsch. deutsch. Nervenärzte (München 1916). Verhandlungs-
bericht S. 166.

Die Kriegshysterien hatten offenbar bis zur Zeit, wo fast allseitig schärfere therapeutische Maßnahmen angewendet wurden, zugenommen; die Einziehungsbestimmungen waren immer schärfere geworden, und als sicherstes Mittel für den „Zweck" blieb nur eins übrig: Krankheit, die ja der Ausübung des Dienstes mehr oder weniger hinderlich ist.

Ich bin nun in meiner damaligen Darstellung von dem Gedanken ausgegangen, daß zum mindesten die Mehrzahl der Kriegshysterien als solche Mittel zum Zweck aufzufassen sind, daß es sich im Einzelfalle freilich nicht — und das gilt, es sei das vorausgenommen, auch heute noch — beweisen lassen wird. Es ist ja bei der ganzen Sachlage durchaus natürlich, daß durch Analyse der Kranken oder gar durch ein „Geständnis" eine Bestätigung unserer Ansicht, ein Herausbefördern des Motivs, des „Regisseurs im Hintergrunde" (Anton) nicht erwartet werden kann. Die Betreffenden haben eben einen guten Grund, ihre Motive nicht bloßzulegen. Ich wies schon damals darauf hin, daß individualpsychologisch unsere Ansicht wohl wahrscheinlich gemacht werden kann, daß aber den einigermaßen schlüssigen Beweis erst die Massenpsychologie bringen wird, wie wir sie an unseren Kriegsfällen anwenden konnten.

Und so hat sich auch tatsächlich nicht aus dem Einzelfalle heraus der Beweis für unsere Auffassung erbringen lassen, sondern aus gewissen gleichmäßig wiederkehrenden Beobachtungen und Situationen, unter denen hysterische Störungen auftraten oder nicht auftraten, unter denen sie verschwanden oder nicht verschwanden. Es ließ sich aus diesen kollektivpsychologischen Erfahrungen schließen, daß der hysterisch Kranke an seiner Krankheit interessiert ist und daß ohne dieses Interesse bei den Kriegsteilnehmern keine hysterischen Erscheinungen auftreten, resp. bestehen bleiben.

Der Zweck der folgenden Abhandlungen soll sein, zunächst auf Grund meiner nun sechsjährigen Tätigkeit in Militärlazaretten, vornehmlich dem unserer Klinik angegliederten, und auf Grund der Literatur festzustellen, inwieweit auch jetzt nach dem Kriege meine damaligen Ansichten aufrecht erhalten werden können, welches die Tatsachen sind, die beweisen resp. wahrscheinlich machen, daß Wunsch und Wille zur Krankheit das wesentliche, sei es auslösende, sei es fixierende Moment bei den hysterischen Störungen darstellen. Es wäre dann weiter die Frage zu erörtern, inwieweit diese kriegspsychiatrischen Erfahrungen auf die Friedenshysterien angewendet werden können, in welcher Weise Wunsch und Wille zur Krankheit die Krankheitssymptome schaffen oder benutzen, resp. welches die Mechanik der hysterischen Störungen ist und schließlich und vor allem, inwieweit die Klinik der Hysterie alle diese Erfahrungen verwenden kann und muß, inwieweit der Begriff der Hysterie danach schärfer umrissen werden kann, welche Gesichtspunkte sich uns für die Behandlung und Beurteilung der hysterischen Erscheinungen ergeben.

Bevor ich zu dieser Beweisführung übergehe, eine kurze Verständigung: Wenn ich zunächst von hysterischen Störungen spreche, so meine ich jene drastischeren Formen, die entweder körperlich sich dokumentieren, also sichtbar, resp. mit unserer Untersuchungstechnik nachweisbar sind, oder aber —

so weit andere Psychosen sicher auszuschließen sind! — die bekannten allgemein als „hysterisch“ bezeichneten psychischen Ausnahmezustände, die sich in dem ganzen Verhalten des Patienten zu erkennen geben, kurz, diejenigen körperlichen oder psychischen Störungen, die äußerlich in der Regel als Ausdruck schwerer Gemütserregungen aufgefaßt werden können, also Lähmungen, Zittererscheinungen, Gang- und Haltungsstörungen, Hör-, Seh- und Sprachstörungen, Krampfanfälle, Stupor- und Dämmerzustände, sowie Erregungszustände reaktiver Art usw. Ich nehme also diejenigen Fälle, bei denen die Untersuchung einesteils ein organisches Leiden ausschließt, anderenteils aber ärztlich bestimmte Symptome nachweisbar sind. Unberücksichtigt lasse ich also hier jene Art von Hysteriediagnosen, die in der Praxis so häufig gestellt werden, nach der Art: Der Patient klagt über dies und jenes, z. B. über Kopfschmerzen, der Arzt findet nichts, ergo wird die Diagnose „Hysterie“ gestellt, wobei es sich also lediglich um eine Verlegenheitsdiagnose handelt, die zweifellos bisweilen trotzdem das Richtige treffen kann. Es ist wohl klar, daß solche Fälle keinesfalls hier mit herangezogen werden können, denn es sind eben Fälle, unter denen sich völlig andere nicht diagnostizierte Krankheitsfälle finden können, ganz abgesehen von den ausgesprochenen Simulanten. Sie können nicht mit herangezogen werden, wenn es sich darum handeln soll, das Wesen der Hysterie begrifflich schärfer zu formulieren, ich will aber damit natürlich nicht bestreiten, daß ein Hysteriker über Beschwerden klagen kann — wie Kopfschmerzen, Mattigkeit —, die sich schwer objektivieren lassen.

Erster Teil.

Welche im Kriege gemachten Erfahrungen sprechen also dafür, daß bei den eben genannten hysterischen Erscheinungen Wunsch und Wille zur Krankheit die Krankheitssymptome bedingen, daß der Erkrankte an seiner Erkrankung interessiert ist oder wenigstens einmal interessiert war?

Die erste Tatsache, die in unserem Sinne gedeutet worden ist, und meines Erachtens auch nicht anders gedeutet werden kann, ist die auffallende Beobachtung, daß unter den vielen hunderttausend Gefangenen, die sich in den deutschen Gefangenenlagern befunden haben, Kriegsneurosen, speziell Kriegshysterien in der oben angegebenen Umgrenzung gar nicht, oder doch höchstens ganz vereinzelt gefunden worden sind. Diese Tatsache wurde seinerzeit auf der Münchener Tagung besonders Oppenheim entgegengehalten, um damit die Psychogenese der Kriegsneurosen zu beweisen, und sie hat zusammen mit den Nonneschen Berichten über die Erfolge der Suggestivtherapie vor allem die Streitfrage: organisch oder psychisch bedingt in letzterem Sinne entschieden.

Zuerst hat wohl Lilienstein[1]) die Beobachtung bekannt gegeben. „Zur Kritik des Begriffs der traumatischen Neurose und mit Rücksicht auf die Pathogenese des Krankheitsbildes berichtet Lilienstein über die auffallende und überraschende Tatsache, daß bei Kriegsgefangenen seiner Beobachtung Nerven-

---

[1]) Lilienstein. 40. Wandervers. südwestdeutsch. Neurologen u. Irrenärzte. Versammlungsbericht im Arch. f. Psych. u. Nervenheilk. **56**, 1915.

krankheiten und besonders funktionelle Störungen fehlen. Auch die Erscheinungen der Granaterschütterung, wie sie von Wollenberg heute dargestellt werden, fehlen fast vollständig. Als Erklärung gibt Lilienstein vor allem an das Gefühl der Sicherheit, die Tatsache, daß die Gefangenen den Aufregungen des Kampfes und der Lebensgefahr entzogen sind." Mohr[1] teilte mit, daß in einem großen Gefangenenlager unter 12 000 Gefangenen, darunter etwa 2000, die schwere Granatkommotionen, Verschüttungen usw. durchgemacht hatten, fast gar kein Fall von schwerer Neurose, speziell vom Typus der traumatischen Neurose zu finden gewesen sei. Bedeutsam erscheint hierbei auch für Mohr das Fehlen eines durch allerlei sonstige Affekterlebnisse vorbereiteten Bodens und der unbewußten Abwehrreaktion gegen die Schrecknisse im Felde. Bonhoeffer[2] brachte ähnliche Erfahrungen von kriegsgefangenen Soldaten auf dem westlichen Kriegsschauplatz, wie auch von russischen Kriegsgefangenen. In einem Durchgangslager, wo die in der Verdun-Schlacht gefangenen Franzosen interniert waren, sah er Individuen mit Trommelfellzerreißungen nach Granatkontusionen ohne jene nervösen Granatkontusionserscheinungen, wie dort überhaupt in $1\frac{1}{2}$ Jahren die sonst bei allen aktiven Truppen aller Heere beobachteten funktionellen Granatschocksymptome nicht zur Beobachtung gekommen sind. Auf der erwähnten Münchener Tagung sagt Mörchen[3]: „In $1\frac{1}{2}$ Jahren habe ich als Lagerarzt des Darmstädter Kriegsgefangenenlagers unter mehr als 60 000 französischen Gefangenen 8 Fälle gesehen, die zur traumatischen Neurose gerechnet werden können. Ein großer Teil der Gefangenen ist direkt aus schwerstem Trommelfeuer bei Verdun ins Lager gekommen. Es steht fest, daß die Leute in zahlreichen Fällen schwere somatische und psychische Kommotionsschädigungen erlitten haben. Diese Zustände, die wir „primären Innervationsschock" nennen (Münch. med. Wochenschr. 33. 1916 und Monatsschr. f. Psychiatr. u. Neurol. Januar 1916) sind aber bei und unmittelbar nach der Gefangennahme abgeheilt. In der Gefangenschaft fehlen die psychischen Bedingungen für Konservierung des primären Innervationsschocks oder die Entwicklung eines „sekundären Innervationsschocks". Wir haben uns in den genannten Zeitschriften über die aus psychologischer Betrachtungsweise sich ergebenden Gründe für das Fehlen des sekundären Innervationsschock bei Gefangenen eingehend geäußert und nach Ausschluß aller organisch-nervösen Möglichkeiten in dem durch die Gefangennahme bedingten „Entlastungsgefühl" den wichtigsten, direkt therapeutisch wirkenden Faktor gefunden. Die Gefangenenbeobachtungen geben uns in vielfacher Hinsicht Aufschluß über das Wesen der nervösen Kriegsschädigungen, vor allem ihrer fixierten Formen."

In der von Mörchen selbst erwähnten Abhandlung in der Münchener med. Wochenschr. hat er eingehend über sein Kriegsgefangenenmaterial berichtet und hervorgehoben, daß sämtliche Gefangene ärztlich genau untersucht wurden, daß ein großer Teil wegen Erschöpfung und Verdauungsstörungen das Revier aufsuchte. Er schilderte eingehend die körperliche und seelische Erschöpfung dieser Leute, berichtete, daß die meisten auf Befragen

---

[1] Mohr, Die Behandlung der Kriegsneurosen. Therap. Monatsh. Nr. 3.
[2] Berl. klin. Wochenschr. 1916. Nr. 25. Monatsschr. f. Psychiatr. 40, 199.
[3] Mörchen, Diskussionsbemerkung auf der 8. Jahresversammlung deutsch. Nervenärzte in München. (Versammlungsbericht S. 162.)

ihre Gemütsverfassung dahin definierten, daß sie glücklich und zufrieden seien, der Hölle, in der sie sich befunden hätten, entronnen zu sein. Trotz ihrer zunächst bestehenden Apathie wurden sie in ihrer Mehrzahl von einem positiven Wohlgefühl beherrscht. „Sie sind in Sicherheit, der Krieg ist für sie zu Ende, sie haben ihr Leben gerettet, alles andere ist ihnen einerlei; eine Wiederholung dieses Höllenlebens im Trommelfeuer gibt es für sie nicht mehr, was ihnen jetzt noch Unangenehmes passieren kann, spielt keine Rolle mehr." Schon nach wenigen Tagen erholten sich die Leute, die dann zugaben, daß die individuellen psychysischen Reaktionen im Schützengraben und Unterstand während und nach Minensprengung, Trommelfeuer usw. sich nicht wesentlich von den bei uns bekannten Reaktionen unterschieden. Daher um so auffallender, daß im Gefangenenlager fast keine traumatische Neurose gefunden wurde. Es wurde besonders darauf hingewiesen, daß die Gefangenen sonst reichlich die Gelegenheit benutzten, sich dem Arzte vorzustellen und daß die Zahl der quasi „latent" Neurotischen doch nur eine sehr geringe gewesen sein könne, um so mehr, als die eigentlichen psychoneurotischen Reaktionen meist sehr augenfällige wären. Als das Wesentliche wurde jedenfalls hervorgehoben, daß die Gefangenen reichlich Gelegenheit zu körperlicher und seelischer Schockwirkung gehabt hatten und daß in Anbetracht des riesigen Materials unverhältnismäßig selten eine psychoneurotische Fixierung der Unfallswirkungen eingetreten wäre. Und wenn sie eingetreten wäre, so sei sie doch bald nach der Gefangennahme abgeklungen.

Birnbaum, der im übrigen der Hervorhebung von Wunsch und Wille bei Kriegsneurosen sehr kritisch gegenüber steht, gibt dabei in seinem Sammelreferat[1]) zu, daß gelegentliche Einzelfälle von Neurosen bei Kriegsgefangenen, wie sie z. B. Uffenheimer[2]) mitteilt, die Bedeutung dieser Erfahrungen nicht abschwächen. Und auch Oppenheim[3]) selbst, der Nachuntersuchungen in den Gefangenenlagern Metz, Darmstadt und Gießen angestellt hatte, und vorher die genügende Durchforschung der Lage angezweifelt hatte, mußte, wenn auch zurückhaltender, zugeben, daß „das im wesentlichen zutrifft" und daß auffallend viele gefangene Soldaten feindlicher Heere unter dem Einflusse von schwerem Artilleriefeuer gestanden haben, ohne daß sich bei ihnen dauernde Symptome von einer Neurose entwickelt hätten. Immerhin meint Oppenheim, daß andere Faktoren zur Erklärung dieser Tatsache herangezogen werden müßten als die von Mörchen, Bonhoeffer u. a. gebrachten, ohne aber selbst eine einwandfreie, anerkannte zu bringen. Und Wilmanns[4]) fand unter 80 000 Gefangenen in den Lagern des XIV. A.-K. nur 5 Hysterische[5]). darunter nur eine hysterische Schreckneurose (Mutismus

---

[1]) Zeitschr. f. d. ges. Neurol. u. Psych. **13**, 481.

[2]) Uffenheimer, Hysterischer Mutismus. Wissenschaftl. Abend d. Sanitätsoffiziere der Garnison Passau vom 20. 1. 1916. Ref. deutsche med. Wochenschr. 1916, Nr. 12.

[3]) Oppenheim, Referat auf der Münchener Tagung.

[4]) Versammlungsbericht der Münchener Tagung S. 199.

[5]) Um nur einen ungefähren Anhaltspunkt zur Beurteilung des Verhältnisses neurotischer Störungen zur Zahl der sonstigen Kriegsbeschädigten zu geben, verweise ich auf einen von Wilmanns im Sommer 1917 gehaltenen Vortrag (vgl. „Die Kriegsbeschädigtenfürsorge" 2. Jahrg., Nr. 3, Berlin). Danach hatte der Hauptfürsorgeausschuß Frankfurt a. M. unter 5300 Rentenempfängern 536 Neurosen (8,2%) gezählt, Nürnberg sprach von 9,8%

nach Verschüttung). **Wilmanns** wies darauf hin, daß unter 20 000 zur Internierung in die Schweiz vorgeschlagenen Kranken sich nach Bericht der militärischen Austauschkommission kaum eine Neurose befände, und das gleiche gelte von den in der Schweiz internierten Deutschen, unter denen sich zahllose Neurastheniker, vasomotorische Neurosen, aber keine Schreckneurosen befänden. Auch A. **Westphal**[1]) sah bei Russen im Gefangenenlager Wahn, sowie bei zahlreichen gefangenen Franzosen in seiner Klinik **keinen** Fall von traumatischer Neurose und **Nonne**[2]) berichtet in seinem Referat, daß er durch eigene Untersuchungen dies bestätigen konnte und daß er auch entsprechende Nachrichten von den ärztlichen Leitern verschiedener Gefangenenlager erhalten habe, wobei es allerdings nicht ganz klar ist, inwieweit diese ärztlichen Leiter — wie die vorher erwähnten Autoren — nervenärztlich geschult waren und damit eine exakte Untersuchung garantiert war. **Gaupp**[3]) hebt desgleichen in seinem Referat die Bedeutung dieser Feststellungen hervor.

Ich selbst war 9 Monate ärztlich an einem großen **Gefangenenlager** tätig, wo wiederholt mehrere tausend Gefangene im Verlauf von jedesmal etwa einer Woche zwecks Bestimmung der Arbeitsfähigkeit mir vorgeführt wurden und Gelegenheit hatten, ihre Klagen vorzubringen. Ich habe dabei ausdrücklich auf bestehende Nervenkrankheiten geachtet, davon, daß drastische hysterische Störungen übersehen werden konnten, kann kaum die Rede sein. Ich habe jedenfalls **nicht einen einzigen Fall von Abasie, Astasie, Mutismus, Tremor und hysterischen Krämpfen** gesehen, obwohl gerade in dem betreffenden **Lager** (Gefangenenlager Zerbst) **Kranke und Krüppel** besonders zahlreich vertreten waren und das Lager zuletzt direkt zu einer Unterbringungsstätte für schwerkriegsbeschädigte Gefangene wurde, die zu irgend einer Arbeit nicht verwendet werden konnten. Wenn **Oppenheim** behauptet, daß ebenso Verlegung in ein Lazarett den Gefangenen angenehm erscheinen mußte und solche hysterische Störungen dann hätte verursachen können, so ist dagegen zu bemerken, daß dies den Gefangenen in unserem Lager nicht verlockend erscheinen konnte, weil ihre Freiheit dort viel mehr beschränkt war als im Lager selbst, vor allen Dingen aber mehr als auf den oft recht behaglichen Arbeitskommandos, wohin es die Gefangenen sichtlich drängte. Auch der Wunsch nach **Austausch** konnte nicht in Frage kommen, weil zur Zeit, als ich im Gefangenenlager tätig war (1915/1916) nur selten Austauschungen stattfanden, und weil den Gefangenen ausdrücklich mitgeteilt wurde, daß nur ganz schwer körperlich Verletzte dafür in Frage kämen, bei denen eine Wiederherstellung der Felddienstfähigkeit unter allen Umständen ausgeschlossen sei. Ich habe schon in meiner früheren Veröffentlichung darauf hingewiesen, daß die einzige ernstere Erkrankung, die möglicherweise hysterischer Natur gewesen ist, eine Psychose war, und daß sie zu einer Zeit auftrat, wo mehrere geisteskranke Russen behandelt wurden und zum Teil in Provinzialanstalten kamen, zum Teil ausgetauscht werden sollten. Ich sagte schon damals, daß dieses Vorkommen

---

in der Pfalz nahm man 10%/0 an, in Baden — wo die Hysterikerbehandlung damals bereits straff organisiert war — ergab eine Stichprobe nur 3,7%/0. Wilmanns schloß aus diesen Zahlen lediglich, daß die Zahl der neurotischen Rentenempfänger überraschend hoch wäre (wahrscheinlich auch noch unverhältnismäßig hoch ist).

[1]) Daselbst Seite 85.

[2]) u. [3]) Siehe die **Referate** der **Münchener Tagung**.

mit unserer Theorie durchaus in Einklang gebracht werden könnte, lege aber auf diesen Fall keinen besonderen Wert, weil mit Hilfe eines Dolmetschers nur schwer entschieden werden kann, ob eine Geistesstörung — diese machte den Eindruck eines Dämmerzustandes! — schizophren, hysterisch oder gar grob simuliert ist.

Hinweisen möchte ich noch darauf, daß im Laufe der letzten Kriegsjahre nichts Wesentliches gegen diese Erfahrungen vorgebracht worden ist [1]), wennschon es nicht unmöglich ist, daß dann, wo der Austausch und der Transport in neutrale Länder eine größere Rolle spielte, und also neue verständliche Motive auftraten, auch unter den Kriegsgefangenen einige hysterische Symptome gelegentlich beobachtet wurden, obwohl wie gesagt, soweit ich die Literatur übersehe, hierüber nichts veröffentlicht worden ist.

Was sagen nun alle also diese mitgeteilten Erfahrungen? Nun, meiner Ansicht nach eben das, daß Kommotion, Schreckwirkung, eingeklemmte Affekte allein die hysterischen Dauerstörungen nicht bedingen können, denn sonst müßten sie eben bei den Kriegsgefangenen, die ja doch fast alle durch das Feuer der Front hindurch gegangen sind und schwere Schockwirkungen durchgemacht haben, in einem ganz besonders hohen Prozentsatz auftreten, während sie tatsächlich von einigen Untersuchern und von mir überhaupt nicht, von anderen nur ganz ausnahmsweise gefunden wurden. Wenn etwa Gegner einwerfen sollten, daß sich unter den vielen hunderttausend Kriegsgefangenen, die sich in Deutschland befunden haben, eben vorwiegend nur körperlich, geistig, gar moralisch Vollwertige gefunden hätten und deshalb Neurosen so selten aufgetreten seien, so kann man bei der Unmenge der Gefangenen, die ja oft regimenterweise in Gefangenschaft gerieten, wohl über diesen Einwurf kaum ernstlich debattieren. Es bleibt eben, wie man auch zu deuten versucht, keine andere Erklärung übrig, als daß es für die Kriegsgefangenen in der Regel keinen Nutzen bedeutet, krank zu sein, daß die Gefangenen sich in Sicherheit fühlen, daß Abwehrmaßregeln und Begehrungsvorstellungen keinen Einfluß auf sie haben und sie deshalb mit ihrem Willen und ihrem Wunsche, mit ihrem Interesse an einer Krankheit nicht beteiligt sein können, daß nach Gaupps Ansicht beim Kriegsgefangenen sogar ein positiver Wille zum Gesundwerden und Gesundbleiben besteht, weil für ihn das Gesundbleiben die erste Voraussetzung zu seinem höchsten Wunsch ist: Die spätere Rückkehr zur Heimat, die er ja erst in der weiten Ferne des Kriegsschlusses vor Augen hat. Der Krieg ist für die Kriegsgefangenen, wie Nonne sagt, zunächst abgeschlossen, sie sind einstweilen zur Ruhe gekommen und somit von den durch den Krieg determinierten Wunschtendenzen frei [2]).

---

[1]) Die Arbeit von Liebermeister und Siegerist, Über eine Neurosenepidemie im Kriegsgefangenlager (Zeitschr. f. d. ges. Neurol. u. Psych. 37, 1917) kann — wie die Autoren zugeben — unsere Ansicht nur bestätigen, da es sich hier um ganz klarliegende „Zweckreaktion" mit bekanntem Zweck handelt.

[2]) Nach Abschluß der Arbeit teilt mir Prof. Wilmanns persönlich die Äußerung eines elsässischen Arztes mit, wonach es jetzt im Elsaß keine Kriegsneurosen mehr geben soll. Es wäre interessant und könnte in unserem Sinne gedeutet werden, wenn das zutrifft. Elsässer, die im deutschen Heere gedient haben, sind aber in deutschen Lazaretten zahlreich als Neurotiker behandelt worden, behaupten jetzt nach Mitteilung dieses Arztes zum Teil aber, diese Störungen simuliert zu haben. Der Ansicht von Wilmanns, daß es in

Und wenn ich darauf hinwies, daß bei den Kriegsgefangenen hysterische Erscheinungen nicht nachweisbar sind, trotzdem sich viel Zerschossene, viel Schwerverwundete darunter befunden haben, so komme ich damit zu der zweiten wichtigen Beobachtung, die in unserem Sinne zu verwerten ist und die ja auch mit unseren Friedenserfahrungen gewissermaßen in Analogie gesetzt werden kann: Auch unter unseren Soldaten sind hysterische Störungen ausgeprägten Charakters kaum zu finden gewesen, wenn sie so krank oder so schwer verwundet gewesen sind, daß ihre weitere Verwendbarkeit im Heere, speziell im Frontdienst, für absehbare Zeit ausgeschlossen war.

Lewandowsky [1]) hat frühzeitig während des Kriegs auf diese Beobachtung hingewiesen und eine besondere Stärke des Wunschfaktors daraus geschlossen, daß „hysterische Symptome bei solchen Veränderungen, die die Kriegsverwendungsfähigkeit mit Sicherheit ausschließen, zu den allergrößten Seltenheiten gehören, so daß er gegenüber Hunderten von solchen funktionellen Erkrankungen bei leichten Verletzungen und meist ohne Verletzungen nur vier bei Verwundungen der bezeichneten Schwere sah". Auch Horstmann [2]) fand Hysterie nicht bei organischen Kranken und Nonne [3]) „nur in einem der vielen Fälle von schweren, schwersten und leichten Schußverletzungen, die er bisher untersuchte, das Bild der traumatischen Neurose. In diesem Falle handelte es sich um einen seitens der Mutter erblich belasteten und früher schon mehrfach nervös gewesenen Mann. Die Neurose brach von neuem aus im Anschluß an eine im Gefecht erhaltene Verletzung des Schädels durch Kolbenschlag". Wenn Rothmann [4]) dagegen auf hysterische Beimischungen hingewiesen hat, so hat er hierbei nicht mitgeteilt, ob es sich um eine schwere hysterische Komponente bei schwerer organischer Verletzung, oder leichter Verletzung, oder aber um eine leichte hysterische Komponente bei schwerer oder leichter Verletzung gehandelt hat, was natürlich von Wichtigkeit ist. Denn daß bei leichten Verletzungen hysterische Komponenten vorkommen, wäre ja nicht beweisend gegen unsere Ansicht, sondern eher für unsere Ansicht. Wir haben es ja im Kriege oft gesehen, daß, wenn eine ursprünglich organische Lähmung in Heilung übergeht und man Wiederherstellung für den Dienst erwarten könnte, daß dann, sage ich, die Heilung plötzlich stockt und eine hysterische Komponente sich aufzupfropfen beginnt.

In diesen Zusammenhang gehört auch die Bemerkung, die Kurt Goldstein auf der Psychiatertagung in Würzburg 1918 machte, daß nämlich nur bei leichten Kopfverletzungen hysterische Störungen gelegentlich auftreten.

In der oben wiederholt erwähnten Münchener Versammlung wurde ebenfalls von verschiedenen Seiten auf diese Beobachtung hingewiesen. Gaupp [5]) sagte hier: „Oppenheims Lehre steht noch in einem anderen Punkte mit meinen Erfahrungen in einem völligen Widerspruch. Es kann meines Erachtens gar kein Zweifel darüber sein, daß wir die psychogenen Erkrankungen mit Vor-

---

den Neurotikerlazaretten viel mehr Simulanten gegeben hat, als zugegeben wird, pflichte ich durchaus bei.

[1]) Lewandowsky, Erfahrungen über die Behandlung nervenverletzter und nervenkranker Soldaten. Deutsche med. Wochenschr. 1915. Nr. 53. Zit nach Birnbaum.
[2]) Horstmann, Zur traumatischen Neurose. Ärztl. Sachverständigenzeitg. 1914. Nr. 22.
[3]) Ärztl. Verein in Hamburg. Ref. neurol. Zentralbl. 1915. Nr. 1.
[4]) Sitzung in der Berl. Gesellsch. f. Psych.
[5]) Gaupp, Das oben erwähnte Referat. S. 134 u. 135.

liebe bei Unverwundeten, manchmal bei Leichtverwundeten, dagegen sehr
selten bei Schwerverwundeten antreffen. Ich kann gar nicht begreifen, daß
Oppenheim diese Tatsache, die Seelert (Monatsschr. f. Psychiatr. u. Neurol.
Heft 6, 1915), Singer (Zeitschr. f. ärztl. Fortbild. 13, 1. 8. 1916; er sagt: „kein
Schwerverletzter hatte eine traumatische Neurose. Schwere Verletzungen schützen geradezu vor überwertigen nervösen Beschwerden") und Lewandowsky hervorheben, leugnen will. Nur ein ganz kleiner
Prozentsatz unserer Neurotiker war verwundet; die furchtbaren Verletzungen,
die uns ein Gang durch die chirurgischen Abteilungen unserer Lazarette
oder durch die Säle unserer Hirn- und Rückenmarksverletzten zeigt, sind fast
niemals von Neurosen begleitet. Der Unterschied ist so auffällig, daß er selbst
Laien, die unsere Klinik betreten, in die Augen springt. Wenn also Oppenheim sagte, daß es sich fast durchweg um schwere Verletzungen und Erschütterungen handle und daß nur wenige Fälle organischen Leidens funktionelle
Symptome vermissen lassen, so stehe ich hier vor einem Rätsel. Gewiß ist nicht
zu bestreiten, daß nach Verletzungen der Extremitäten schmerzhafte periphere
Lähmungen manchmal psychogen überlagert werden, daß bei der Rückbildung
von Gliedversteifungen und Gelenkerkrankungen, bei der Ausheilung von
Haut- und Muskelnarben Gewohnheitsparesen beobachtet werden, daß also
anfänglich organische Verletzungen und Erkrankungen nach ihrer Rückbildung
oft psychogene Symptome übrig lassen, aber von irgend einem Parallelismus
zwischen der Schwere einer organischen Kriegsschädigung und der Stärke
der ihr folgenden funktionellen Störung kann gar keine Rede sein."
Und alle diese von anderen Autoren gemachten Erfahrungen entsprechen
durchaus den meinen. So konnte ich seinerzeit — ich wies schon oben darauf
hin! — in der weit ausgedehnten Krüppelabteilung des Gefangenenlagers Zerbst
bei den zerschossenen, gelähmten Russen nicht ein einziges Mal
ausgesprochen hysterische Symptome feststellen. (Von der eigen-
süchtigen Klaghaftigkeit und Eigenbeobachtung, wie sie so oft bei Hysterikern
gefunden wird, war ganz und gar nicht die Rede, ich erinnere mich vielmehr
noch deutlich an die zufriedene, oft übermütige Stimmung dieser körperlich so
Schwergeschädigten!) Und so konnte ich weiter auch unter den zahlreichen
schwer Nervenverletzten unseres Kliniklazaretts wesentliche hysterische Symptome nicht ein einziges Mal feststellen. Die nochmalige Durchsicht der
hier geführten Krankenjournale bestätigt dies. Dabei ist besonders zu beachten,
daß die hiesige Klinik mit anderen Spezialkliniken eng zusammen arbeitet,
daß Chirurgen und Interne häufig Fälle mit nervösen Begleiterscheinungen hierher verlegen, trotzdem ist niemals ein schwer Herz- oder Lungenkranker oder
ein Schwerverletzter wegen aufgetretenen hysterischen Krämpfen, hysterischer
Sprachstörung, hysterischen Zittererscheinungen oder anderen entsprechenden
Symptomen hier eingeliefert worden. Wohl ist dabei zu beobachten, daß —
wie ich ja schon oben andeutete — sich auf eine Axillaris- oder Radialislähmung,
die in Heilung übergeht, oder relativ geringfügig ist, bisweilen weitere
hysterische Lähmungserscheinungen aufpfropfen (hier handelt es sich
eben um verhältnismäßig leichte organisch bedingte Ausfallserscheinungen, die
eine Unterstreichung im Interesse des Betroffenen durchaus noch
vertragen!), ich habe aber beispielsweise keinen ernstlich Rückenmarksverletzten finden können, der aphonisch gewesen wäre oder hysterische Krampf-

anfälle gehabt hätte, keine ausgeprägte Armplexuslähmung mit Mutismus oder Abasie. Natürlich würde es gegen unsere Auffassung vom Wesen der Hysterie durchaus nicht sprechen, wenn sich wirklich einmal vereinzelt im Lazarett ein Schwerkranker mit solchen Erscheinungen findet, denn es brauchen ja die Motive für solche Störungen durchaus nicht immer nur in der Richtung: Flucht vor dem Dienst, Sucht nach Rente zu liegen, sondern es ist durchaus denkbar, daß auch einmal Motive hinzukommen, die außerhalb des — wenn ich so sagen darf — militärischen Rahmens liegen. Es wäre z. B. durchaus denkbar, daß ein an beiden Beinen Gelähmter durch Mutismus die Aufmerksamkeit der Krankenschwester, von der er sich nicht genügend verhätschelt glaubt, auf sich lenken möchte. Im großen und ganzen läßt sich aber doch wohl sagen: **Je schwerer die Folgen einer Verwundung, um so seltener und um so geringer die hysterischen Erscheinungen** und das bedeutet nach meiner Auffassung: **je kränker die Patienten sind, um so weniger Gewinn bringt es ihnen, die Krankheit hysterisch auszuwerten oder anderweit hysterisch zu reagieren.** Geht man von der bekannten, schon oben erwähnten Definition aus, wonach die Gemütsbewegungen die mannigfaltigen körperlichen Krankheitserscheinungen hervorbringen, so müßte man ja erwarten, daß gerade die Schwerverletzten, die ja alle im Feuer gewesen sind, am meisten hysterisch sein müßten, die tatsächliche Beobachtung beweist aber das Gegenteil und es gibt, soviel ich auch nach einer Erklärung suche, eben doch keine einleuchtendere, als die: hysterische Erscheinungen treten nur dort auf, wo ein gewisser Zweck damit verfolgt wird, wo sie dem Betreffenden (subjektiv!) einen gewissen Nutzen zu bringen scheinen und für Leute, die organisch ernstlich krank sind, hat eine hysterische Erkrankung in der Regel eben keinen praktischen Zweck.

Wenn nun bis hierher gezeigt werden konnte, daß einesteils in den Kriegsgefangenenlagern hysterische Störungen so gut wie unbekannt sind, und daß anderenteils die Stärke solcher Erscheinungen umgekehrt proportional ist der Stärke einer organischen Erkrankung und daß bei Schwerkriegsverletzten, die eine Wiederherstellung der Dienstfähigkeit nicht erwarten können, solche Störungen kaum je vorkommen, so läßt sich auch anderweitig feststellen, wie das Auftreten hysterischer Störungen resp. die hysterische Fixierung von Krankheitserscheinungen bei den Kriegsteilnehmern auch sonst von der „Situation" abhängig ist. Die Umstände, unter denen die Hysterien entstehen, bestehen bleiben, sich verschlimmern, neu auftreten, in Heilung übergehen, sind auch den Laien schon aufgefallen, im Frieden sowohl wie jetzt im Kriege. Und dieses ist der Punkt, weshalb für viele „Hysterie" gleichbedeutend mit „Simulation" gesetzt wird, eine Tatsache, auf die weiter unten noch kritisch einzugehen sein wird.

Wenn schon die körperlichen und psychischen Ausdruckserscheinungen der hysterisch Kriegskranken im wesentlichen als Dokumentierungen von Gemütsbewegungen imponieren, so handelt es sich doch nur bei einem kleinen Teil der Fälle darum, daß diese Symptome unmittelbar im Anschluß an eine Verschüttung oder sonstige Emotionen aufgetreten sind und dann im gleichen Grade bestehen geblieben oder langsam verschwunden sind; viel häufiger — die Anamnese lehrt es immer wieder! — sind diese Erscheinungen entweder erst später aufgetreten, oder aber, nachdem sie kurze Momente, Stunden, höchstens Tage angedauert haben, wieder aufgetreten, oder aber sie werden bei Leuten beobachtet, die so schweren Schocks, wie sie das Leben im Feuerbereiche mit sich bringt, überhaupt nicht ausgesetzt gewesen sind. Es ist ja für den Arzt, der die Patienten später zu sehen bekommt, außerordentlich erschwert, sich ein objektives Bild von den Umständen zu machen, die die Störungen ausgelöst haben sollen: einwandfreie Zeugen fehlen meistens, ebenso entsprechende Angaben in den Akten und Krankenpapieren, oder aber die dortigen Angaben sind dürftig, in der Regel auch nur einer Autoanamnese gleichkommend; der Erkrankte selbst aber macht — sei es bewußt, sei es unbewußt — recht oft wenig zuverlässige Angaben. Man muß die Worte eines Frontneurologen wie Jolowicz [1]) sich in die Erinnerung zurückrufen: „Die Diagnose „Verschüttung“ gibt mir Veranlassung auf die Unzuverlässigkeit der anamnestischen Angaben hinzuweisen, die Größe des Erlebnisses wächst in der Erinnerung bekanntlich mit dem Quadrat der Entfernung von der Front. Wir haben im Kriegslazarett oft Gelegenheit, die Aussagen mehrerer, an dem gleichen Unfall Beteiligter miteinander zu vergleichen und ich selbst war oft genug unmittelbarer Zeuge derartiger Verschüttungen, nach meinen Erfahrungen hat sich mir ein tiefes Mißtrauen gegen diese Diagnose festgesetzt. Die Leute neigen dazu, als Verschüttung schon den kleinsten Vorgang zu bezeichnen, bei dem sie von ein paar Erdbrocken oder einem Brett getroffen wurden, auch wenn keine Zeichen einer stärkeren Kontusion nachweisbar sind. Mein Mißtrauen richtet sich dabei nur gegen die objektiven Tatsachen, nicht gegen das psychische Trauma, das ein solcher Vorgang ebenso wie eine ganze leichte Verletzung bedeutet. Ganz ähnlich verhält es sich mit der Angabe, eine in unmittelbarer Nähe geplatzte Granate habe die Erkrankung verursacht. Wenn diese Art Verschüttung und die Art von Explosivwirkung ein ursächliches Moment für die Neurose wäre, und nicht nur unter Umständen ein auslösendes, wären wir draußen alle Neurotiker, und das ist gottlob nicht der Fall.“

Wenn man sich bei Hysterikeruntersuchungen daran gewöhnt, möglichst wenig auf die Autoanamnese zu geben, um so genauer aber die Akten zu studieren, die Termine auf den Krankenblättern und den Stammrollen zu vergleichen, festzustellen, welche Angaben der Kranke in früheren Lazaretten machte und zu welcher Zeit erstmalig bestimmte Krankheitserscheinungen in den Krankenblättern hervorgehoben werden und wenn man sich bemüht, den Erkrankten möglichst wenig suggestiv zu fragen und die Fragen so zu stellen, daß der Kranke nicht recht weiß, worauf der Untersucher hinauswill, also so ganz beiläufig, so zeigt sich immer und immer wieder, daß von einer Parallelität zwischen der Schwere des psychischen Traumas und der Schwere der hysterischen Erscheinungen nicht die Rede sein kann, ja, daß ein „direkter“ zeitlicher Zusammenhang zwischen einem solchen Trauma und den Erscheinungen meist nicht nachweisbar ist, da sie sich recht oft viel später entwickeln, oft bei Leuten, die überhaupt nicht an der Front waren.

Es ist ja eine Tatsache, daß den Frontärzten Krampfanfälle, Mutismus, Aphonie, Astasie, Abasie, Lähmungen viel weniger bekannt geworden sind,

---

[1]) Jolowicz: Diskussionsbemerkung auf der 8. Jahresvers. deutsch. Nervenärzte. München 1916. (Versammlungsbericht S. 164.)

als den Heimatärzten. Nonne[1]) erhielt von 13 Truppenärzten auf seine Anfrage die Antwort: „Wir sehen Neurosen sehr selten, vielleicht gar nicht!" Und Boström[2]) war gelegentlich der allerschwersten Offensive der Franzosen im Westen im vordersten Schützengraben ärztlich tätig und sah ausgesprochene Fälle von Explosionsneurose nur ganz vereinzelt, obgleich die Kämpfer in siebentägigem Trommelfeuer gelegen, mehrere Tage lang keine Nahrung erhalten hatten, Tage und Nächte hindurch bei anhaltenden Regengüssen knietief im Wasser gestanden hatten und zu alledem noch unter der Ungezieferplage schwer zu leiden hatten. Seige[3]) hat eine bemerkenswerte Tatsache mitgeteilt, die an diese Stelle gehört und die auch von Goldstein[4]) bestätigt wurde, daß nämlich bei den Zivilbewohnern französischer Ortschaften, die häufigen Beschießungen ausgesetzt waren (Goldstein spricht von wochenlangem, fast täglichen schwerem Artilleriefeuer), und die offenbar von den deutschen Ärzten mitversorgt wurden, Neurosen, also demnach auch hysterische Störungen, nicht beobachtet worden sind. Diese letzte Beobachtung wäre also offenbar in dem gleichen Sinne zu verwerten, wie die bei den Kriegsgefangenen gemachten. Und wenn Seige[5]) an anderer Stelle davon berichtet, daß er einmal unmittelbar nach einer Schlacht 16 Fälle psychogener Taubstummheit gesehen hat, so hat es sich hier eben um eine Gemütsreaktion gehandelt, die rasch abgeklungen und nicht hysterisiert worden ist (von dem Verhältnis zwischen Schreck und Hysterie sei später gesprochen!), denn er sagt weiter, daß er diese 16 Fälle sämtlich heilen sah.

Hauptmann[6]) hat festgestellt, daß bei mindestens der Hälfte der Fälle von Granatexplosionsneurosen sich die Störungen erst Stunden, Tage und noch länger nach dem Vorfall ausbilden, daß die meisten noch allein nach dem Unterstand gehen oder sogar noch weiter bis zum Verbandplatz und daß sich die Störungen erst dort einstellen, oder aber erst, wenn sie wieder zur Stellung zurückwollen, besser gesagt, sollen (Ref.). Und Raecke[7]) hat bei den verlustreichen Sturmangriffen auf Verdun 1916 eine Liste der Zugänge des Hauptverbandplatzes angelegt und ermittelt, daß trotz allerstärkster Artillerietätigkeit an Großkampftagen bloßer „Nervenschock" selbst nur bei gut 1 %/₀ der Zugänge bestand. Bei richtiger Behandlung im Kriegslazarett konnten gut ⅔ wieder an die Front zurückgeschickt werden.

Auch in der hiesigen Klinik konnte während des Krieges die Beobachtung gemacht werden, daß gerade die „massiven" und oft recht hartnäckigen Formen der Hysterie in ihrer Entstehung durchaus nicht an den Schützengraben gebunden waren, ja, daß sie oft überhaupt nicht die Front gesehen hatten. Sehr lehrreich scheint mir in dieser Beziehung eine kleine Zusammenstellung, die ich Anfang 1918 auf Veranlassung meines Chefs, Geheimrat Anton, machte, um zu zeigen, wie oft solche Krankheitserscheinungen im Heeresdienste entstehen, ohne daß

---

1) Nonne, Münchener Bericht (Referat).
2) Boström, Münchener Bericht S. 72.
3) Seige, Daselbst, S. 183.
4) Goldstein, Daselbst S. 203.
5) Seige, Monatsschr. f. Psych. u. Neurol. **39**, 377.
6) Hauptmann, Kriegsneurosen und traumatische Neurosen. **Monatsschr. f. Psych. u. Neurol. 39**, Heft 1. 1916.
7) Raecke, Feldärztlicher Beitrag zum Kapitel „Kriegsneurose". Arch. f. Psych. **59**. 1.

Feldschädlichkeiten auch nur im entferntesten die Ursache dafür abgeben. Es handelt sich hierbei um 10 relativ schwer erscheinende Fälle von Hysterie, die in relativ kurzem Zwischenraum auf die von mir versorgten Stationen aufgenommen wurden. Sie seien in Kürze hier aufgeführt:

Fall 1: A. B., 24jähriger Musketier (Bäcker).

Bereits 1913 eingezogen, schon vor dem Kriege nach einem Marsche angeblich vorübergehend geschwollene Beine und Gelenke (Locus minoris resistentiae für die spätere hysterische Reaktion!). Deshalb vor Kriegsbeginn Beschäftigung in der Küche. Bis Frühjahr 1915 in der Heimat als Garnisonsbäcker. Herbst 1915 ins Feld, dort 1916 Rheumatismus, in die Heimat. Dann wieder ins Feld. Nach seiner hier gemachten Angabe schlug am 31. Juli 1917, während er einen Verwundeten ausgrub, eine schwere Mine ein. Angeblich erst am anderen Tage im Sanitätsstollen wieder zu sich gekommen. Kam ins Kriegslazarett, wo nichts mit ihm geschehen sei und wo sich sein Zustand verschlechterte, d. h. er konnte nicht gehen, konnte nicht gerade stehen, klagte über Kopf- und Rückenschmerzen, lag monatelang in Lazaretten, kam schließlich in die hiesige Klinik.

Hier ließen sich durch Nachfragen beim Truppenteil die Angaben des B. korrigieren: Aus den Krankenblätter ging zunächst hervor, daß er nach der Emotion im Felde noch nach einem anderen Unterstand gegangen ist und erst später im Wagen gefahren wurde. Im Lazarett wurde Hypalgesie festgestellt, Patient ging langsam, mit stark vorrüber gebeugtem Körper, noch im Feldlazarett verschlimmerte sich der Zustand so weit, daß er die Beine schließlich aktiv gar nicht mehr bewegen konnte, die Beine fielen schlaff beim passiven Hochheben herunter, daraufhin erfolgte Abfahrt mit dem Lazarettzug in die Heimat.

Zum Überfluß teilt der Feldtruppenteil mit, daß ihm von einer Verschüttung des B. überhaupt nichts bekannt sei, daß B. weder den Verbandplatz, noch die Krankenstube passiert habe, sondern sich mit dem Strom der Marschfähigen entgegen allen Befehlen und Bestimmungen ohne Erlaubnis zum Verbandplatz der Sanitätskompanie aller Wahrscheinlichkeit nach begeben habe; die Truppe lehnte deshalb vorläufig Dienstbeschädigung ab.

Die Untersuchung in der Klinik hatte es mit einem mürrischen jungen Mann zu tun, dessen Ernährungszustand gut war und der Erschöpfungssymptome nicht zeigte. Er wurde auf einer Bahre gebracht, konnte nur, indem er sich stützte, mit gebücktem Oberkörper stehen, lief nur, indem er sich krampfhaft rechts und links an einem Pfleger festhielt und ein Bein nach dem anderen auf dem Boden entlang schlürfen ließ. Dabei keine Reflexstörungen, keine Sensibilitätsstörungen, keine Muskel-, keine Gelenkveränderung. Keine neurasthenischen Erscheinungen. Diagnose: Hysterische Abasie und Haltungsanomalie.

Nach suggestiver Vorbereitung wurde einige Tage nach der Aufnahme die Störung in einer Sitzung beseitigt, unter Zuhilfenahme eines leichten faradischen Stromes und Gehübung. Die Sitzung verlief ohne stärkeren Widerstand, als Rest blieb nur ein etwas verlangsamter Gang zurück. Auch dieser verschwand allmählich, so daß B. allein in die Stadt spazieren gehen konnte. Feststellbar war tatsächlich, daß nach längerem Gehen bisweilen ganz leichte Schwellungen an den Knöcheln auftraten, ohne daß an Herz und Nieren etwas Besonderes nachweisbar gewesen wäre.

Zusammenfassung: Also schon vor dem Kriege vorübergehend geschwollene Beine, auch beim ersten Aufenthalt im Felde, deshalb längere Zeit in Lazaretten, kurz nach dem zweiten Ausmarsch ins Feld im Anschluß an eine angebliche, aber unwahrscheinliche Granatkommotion mit Umgehung des zustehenden Verbandplatzes nach hinten gewandert, im Lazarett leichte Hypalgesie und Gehbeschwerden, die sich allmählich bis zur völligen Gehunfähigkeit verschlimmerten, so daß Verlegung in die Heimat notwendig wurde, wo nach monatelanger Dauer der Zustand hier in einer Sitzung beseitigt werden konnte. Dieser Fall beweist, wie wenig glaubhaft die Angaben der Erkrankten über den Beginn der Störung sein können, und läßt in der Art, wie sich die Störung entwickelte, das Motiv deutlich durchscheinen.

Fall 2: E. J., 41jähriger Pionier (Dreher).

Wurde vom Kriegsgericht zwecks Begutachtung nach hier geschickt. Hatte sich im Felde im Mai 1916 der Achtungsverletzung und Gehorsamsverweigerung schuldig gemacht. Wollte sich dann an die Einzelheiten nicht mehr erinnern, gab an, unter Kopfschmerzen und Gedächtnisschwäche zu leiden, seitdem er im November 1915 im Felde von einer Lokomotive herabgestürzt, und wegen einer Kopf- und Wirbelsäulenverletzung 8 Wochen behandelt worden sei. Wurde darauf in verschiedenen Lazaretten beobachtet, zuletzt in der hiesigen Klinik.

Die Untersuchung stellte hier folgendes fest: Gut genährt und gesund aussehend, zeitweise leichtes Zittern mit der rechten Hand, läuft, indem er sich an den Wänden entlang tastet und die Beine in steifer Haltung am Boden entlang schiebt. In die Mitte des Zimmers gestellt, läßt er sich hinfallen. Dabei Reflexe und Sensibilität durchaus regelrecht. Psychisch wehleidig, liegt viel im Bett, macht bei den Visiten ein ängstliches Gesicht, ist ablehnend, wenn auf die Straftat eingegangen wird, wisse von keiner, verstehe nicht, weshalb er hier sei. Die Ehefrau, die viel im Lazarett erschien, und sichtlich außerordentlich bestimmend auf den weichlichen Gatten einwirkte, betonte, daß der Mann vor dem Kriege kerngesund gewesen, nur durch den Sturz schwer geschädigt, durch den Krieg dauernd ruiniert und völlig hilflos sei und Vollrente beziehen müsse.

Die tatsächlichen Feststellungen ergeben demgegenüber nach den Gerichtsakten und nach den Mitteilungen von der Truppe folgendes: Schon vor dem erwähnten Sturz galt J. bei seiner Truppe als ein etwas verschrobener, doch durchaus nicht „geistesgestörter" Mensch, der den leichten Dienst in der Etappe pünktlich ausführen konnte und es in der Regel auch tat, aber doch oft die Tendenz zeigte, „sich vom Dienste zu drücken". Der Sturz von der Lokomotive weit hinter der Front war ganz harmlos, J. war nicht bewußtlos, kam in kein Lazarett, arbeitete vielmehr weiter, klagte nur vorübergehend. Erst nach der Straftat ist das gegenwärtige Bild entstanden, als nämlich ein Verfahren eingeleitet wurde. Dann begann bei Vernehmungen das Zittern, dann zeigte J. äußerlich das mitleiderregende, jammervolle Bild, wollte von nichts wissen, und es entwickelte sich die Gangstörung.

Zusammenfassung: Es handelt sich um einen etwas verschrobenen Sonderling, der von Anfang an keine sonderliche Lust zum Dienst gezeigt hat, nach einem leichten Sturz von der Lokomotive in der Etappe zunächst keine besondere Symptome dargeboten hat und bei dem sich das jetzige Bild des hysterischen Gebarens, der Zittererscheinungen und der grotesken Gangstörung zusammen mit der Amnesie erst entwickelten, nachdem J. wegen Gehorsamsverweigerung in eine Strafsache verwickelt wurde. Fälschlich wird von ihm und der Familie die Störung auf den Unfall zurückgeführt, während es sich tatsächlich um eine deutliche Reaktion auf das Kriegsgerichtsverfahren, eine deutliche Flucht in die Krankheit handelt. Der Arzt von der Versorgungsstelle, der — wie es häufig vorkommt — von einem Gerichtsverfahren nichts erfährt, kommt leicht in die Versuchung, die Störung mit dem Unfall im Felde in Zusammenhang zu bringen und fälschlich Kriegsdienstbeschädigung anzunehmen.

Fall 3: W. P., 20jähriger Füsilier (Kaufmann).

Während der Schulzeit angeblich herzleidend, als Kriegsfreiwilliger eingetreten, blieb bis Oktober 1915 im Felde. Damals Streifschuß am Hinterkopf. Wurde bewußtlos fortgetragen und kam nach seinen Angaben erst am Verbandplatz wieder zu sich. Dann trotz relativ leichter Verletzung $\frac{1}{2}$ Jahr behandelt. Dann zum Ersatzbataillon, leichter Innendienst, eine Zeitlang Kompanieschreiber. Bekam dann im September 1916, als er wieder exerzieren und offenbar bald wieder ins Feld geschickt werden sollte, einen Anfall. Wurde von Kameraden gehänselt, „weil er noch in der Garnison steckte" und meldete sich daraufhin angeblich freiwillig ins Feld (ob freiwillig, aktenmäßig nicht feststellbar!). Kaum im Feld (ins Gefecht selbst war er überhaupt noch nicht gekommen), wurde er bei einer Übung bewußtlos, kam in einer Krankensammelstelle zu sich und zeigte hier zum ersten Male am ganzen Körper Zittern. Kam dann wieder in die Heimat, wo sich in Lazaretten der Zustand etwas besserte und er im Februar 1917 zur Truppe entlassen wurde. Hier im Revier bekam er einen Anfall und wurde deshalb der hiesigen Klinik zugeführt.

Klagen über Kopfschmerzen, er bekomme die Beine nicht recht hoch und trage deshalb, seit er zum zweiten Male vom Felde zurückgekommen sei, zwei Stöcke, bekomme alle 8 Tage Anfälle.

Die Untersuchung zeigt einen mittelkräftigen, etwas blassen Mann. Von einer Schuß-verletzung am Schädel nicht die geringsten Spuren nachweisbar. Auch klinisch keine Symptome einer Gehirnschädigung oder sonstigen organischen Nervenkrankheit. Dagegen leichter Tic des Kopfes, Sprache zeitweise etwas stotternd, beim Sitzen leichte rhyth-mische Zitterbewegungen in den Beinen bei erhöhtem Spannungszustand. (Offensicht-lich willkürlich.) — Bei aktiven Bewegungen mit den Beinen krampfhafte Bewegungen der ganzen Körpermuskulatur und Blauverfärbung des Gesichts. Gang mit zwei Stöcken, steifen Beinen, die Fußsohlen schlürfen am Boden. Dabei in der Klinik Anfälle typisch hysterischen grotesken Charakters, d. h. Herumwälzen, Akrobatensprünge, Rollen unter das Bett, prompte Pupillenreaktion, suggestive Beeinflußbarkeit.

Das Zittern kann durch Suggestion rasch beseitigt werden, die Anfälle verbleiben, deshalb Verlegung auf die geschlossene Psychosenstation, wogegen P. zuerst erregt pro-testiert. Dort treten ohne erkennbare Ursachen an der Hackengegend der Beine dekubitus-ähnliche Geschwüre auf, die einen artifiziellen Eindruck machen, und die erst zur Heilung kommen, nachdem Gipsverbände umgelegt sind. Ungehorsam gegen die ärztlichen An-ordnungen, energische Verwarnung, worauf die Anfälle wegbleiben.

Es sollte nunmehr suggestiv auch die Gangstörung beseitigt werden, P. mußte jedoch wegen des plötzlichen Todes eines Bruders nach Hause beurlaubt werden. Auffallender-weise hierdurch keine Verschlimmerung, auch kein Wiederkehren des Zitterns, vielmehr kam P. wesentlich gebessert zurück. Gab an, daß er gern seinen Zivilberuf ergreifen würde, um seine Angehörigen zu unterstützen. Es wird ihm die Entlassung zugesagt, doch wird er aufmerksam gemacht, daß erst die Störungen beseitigt werden müssen. Durch suggestive Behandlung mit faradischem Strom gelingt die Beseitigung der Reste und P. kann als symptomenfrei, zeitig kriegsunbrauchbar, aber arbeitsfähig ohne Rente zur Entlassung kommen.

Zusammenfassung: Also Oktober 1915 unbedeutender Kopfstreif-schuß, von dem nicht die geringsten Folgeerscheinungen mehr nachweisbar sind, darauf unverhältnismäßig lange Lazarettbehandlung, dann leichter Innendienst. Als er Garnisondienst machen soll, und damit das Wiederhinausschicken an die Front droht, treten Krampfanfälle auf. Da er von den Kameraden als Drückeberger gehänselt wird, geht er trotz-dem an die Front, erkrankt aber sofort wieder, ehe er überhaupt ins Feuerbereich gekommen ist, an Krampfanfällen, zu diesen gesellen sich im Verlaufe der Lazarettbehandlung eine hysterische Gangstörung und Haltungsanomalie. Krampfanfälle bleiben weg, nachdem Patient auf einer Psychosenabteilung interniert und verwarnt worden ist. Die übrigen hysterischen Erscheinungen schwinden in einer Suggestivsitzung, als P. die Aussicht hat, nach Hause entlassen zu werden. Also das Motiv „Flucht vor der Front" deutlich erkennbar!

Fall 4: A. J., 22jähriger Flieger (Pelzwarenhändler).

Als Kind Diphtherie, es blieb danach offenbar eine Abmagerung des rechten Unter-schenkels zurück, als Folge einer diphtherischen Neuritis, wobei jetzt noch Fehlen der Patellarreflexe zu konstatieren ist. Mit Stiefel konnte er trotzdem ganz gut gehen, Kriegs-dienst zunächst gut überstanden, die verkürzte Achillessehne wurde operiert, weil die Gehfähigkeit sich etwas verschlechtert hatte. Mit Rücksicht hierauf erfolgte auch Entlas-sung aus dem Heeresdienst, nach wenigen Monaten aber Wiedereinziehung. Er kam als

Schreiber auf die Kammer, fühlte sich aber nach seinen Angaben hier gar nicht wohl und seine Gangstörung verschlimmerte sich, es wurde jetzt auch das linke Bein betroffen, ohne daß irgendwelche Anstrengungen stattgefunden hätten. Dazu Nervenzucken, Muskelzucken, Krämpfe. Längere Lazarettbehandlung, dabei so weitgehende Verschlechterung, daß J., als er in die hiesige Klinik verlegt wurde, nur langsam und mit Stock gehen konnte. Er gab bei der Aufnahme ausdrücklich an, daß eine körperliche Anstrengung oder psychische Insulte nicht vorgelegen haben. Die Patellarreflexe fehlten, ebenso die Achillessehnenreflexe. Die Achillessehnen (rechts mehr als links) in Kontrakturstellung. Der rechte Unterschenkel abgemagert. Dabei normale elektrische Erregbarkeit, keine Pupillen- und Sensibilitätsstörung. Gang langsam, mit Unterstützung des Stockes, kleine Schritte, mühsames Vorschieben, rechts nur Auftreten mit Fußspitze. Beim Liegen werden die Beine nicht von der Unterlage gehoben.

In zwei Sitzungen unter Zuhilfenahme kräftigen faradischen Stromes werden die Beine prompt hochgehoben, J. lernt ohne Stock laufen, bei weiterer Übung hält diese Besserung an, so daß J. allein in die Stadt spazieren gehen kann. Restsymptome: Verlangsamung des Ganges und etwas Steifhalten der Knie. Diese Symptome sind so unbedeutend, daß P. ohne Rente in seinen Zivilberuf als Kaufmann entlassen werden kann.

Zusammenfassung: Hier hat sich also die hysterische Gangstörung auf eine alte diphtherische Polyneuritis aufgepfropft, und zwar ist diese Aufpfropfung nicht unter dem Einflusse einer Feldverletzung, einer körperlichen Überanstrengung oder eines psychischen Schocks geschehen, sondern in einer Schreibstube in der Garnison, wo J. nach seiner eigenen Angabe sich nicht wohl fühlte.

Fall 5: E. G., 21jähriger Kaufmann (Korrespondent).

Wurde der Klinik vom Kriegsgericht zur Beobachtung überwiesen, nachdem er sich im Januar 1917 mit einem Kameraden von der Front entfernt hatte. Er kam zunächst zu den Eltern, weinte hier, knirschte mit den Zähnen, hörte plötzlich auf zu reden, fuchtelte nachts mit den Händen im Bett herum, machte einen verwirrten Eindruck, wurde dann verhaftet. Hier mutistisch, Verständigung mit ihm nicht möglich.

Bei der Aufnahme in der Klinik ausgesprochenes hysterisches Stottern, dabei neurasthenische Erscheinungen: Leichte Pulserregbarkeit bei Anstrengungen, starke Steigerung der Kniesehnenreflexe, gesteigerte Erregbarkeit der Hautblutgefäße. Auf mehrere Sitzungen unter Zuhilfenahme des faradischen Stromes wurde G. von seinen Sprachstörungen befreit und die neurasthenischen Erscheinungen gingen zurück. — Feststellungen ergaben, daß G. unschuldig des Diebstahls beschuldigt worden war. Er wurde daraufhin aus einem ruhigen Schreibstubenposten zu einer Fronttruppe versetzt, worüber er sich sehr aufregte, und von dort entfloh er dann. Die hysterischen Störungen traten erst kurz vor seiner Verhaftung auf und sind sichtlich als Abwehrmaßregeln gegen das drohende Gerichtsverfahren aufzufassen gewesen.

Zusammenfassung: Also hysterisches Gebaren und hysterische Sprachstörung, die erst aufgetreten sind, nachdem G. wegen einer unerlaubten Entfernung verhaftet werden sollte.

Fall 6: G. G., 30jähriger Kraftfahrer (Chauffeur).

G., ein schwerer Psychopath, Lügner und Schwindler wurde vom Kriegsgericht zur Begutachtung nach hier geschickt, nachdem er sich an den verschiedensten Gegenden der Ostfront und in der Heimat der verschiedensten Vergehen schuldig gemacht hat, nämlich des Diebstahls, des Ungehorsams, der Körperverletzung, der unerlaubten Entfernung, der Plünderung, der Fahnenflucht. Er hatte es verstanden, das Verfahren dadurch 2 Jahre lang hinzuziehen, daß er die widersprechendsten Angaben machte und keck behauptete, daß er für die Straftaten überhaupt nicht in Frage kommen könne. Dazu waren dann Zweifel an seiner Zurechnungsfähigkeit aufgetreten, weil bei G. schwere hysterische Zittererscheinungen, Sprachstörungen und Gangstörung bestanden und außerdem Vergiftungs- und Beziehungsideen geäußert wurden.

Auch hier in der Klinik waren die Zittererscheinungen zeitweise hochgradig, doch sichtlich von der Situation abhängig. Dabei dauerndes Grimassieren des Gesichtes, die Worte wurden ruckweise, explosionsartig hervorgestoßen, das ganze Verhalten hochgradig grotesk. An den unteren Extremitäten hysterische Sensibilitätsstörungen, Gang schwankend. Keine Anhaltspunkte für ein organisches Nervenleiden, psychisch einwandfrei, wenn auf gleichgültige Dinge eingegangen wird, ablehnend, verwirrt und widerspruchsvoll, wenn es sich um die Straftaten oder das Leiden handelt. G. selbst schob seinen Zustand auf eine Explosion im Felde, wo er einen Nervenschock erlitten habe, das Gerichtsverfahren ergab aber, daß G. niemals bei solchen Explosionen anwesend gewesen sei und daß sich diese ganzen grotesk-hysterischen Erscheinungen erst im Verlaufe der Haft entwickelt hatten, wobei G. immer und immer wieder zu erreichen versuchte, aus der Haft in ein Lazarett zu kommen, was ihm auch bei der milden Beurteilung durch die Gefängnisärzte meistens gelungen ist. Die Vergiftungsideen waren sichtlich vorgetäuscht, denn das „vergiftete" Brot, welches G. in Gegenwart des Arztes zurückwies, wurde dann heimlich gegessen. Mit Rücksicht auf die Stärke des Motivs waren die Erscheinungen unbeeinflußbar, für die Straftaten wurde G. für verantwortlich erklärt.

Zusammenfassung: Hier wurde also angegeben, daß die schweren hysterischen Zittererscheinungen, die Sprachstörungen und die Gangstörungen durch einen Granatschock entstanden seien, während es sich tatsächlich um einen psychopathischen Schwindler handelte, bei dem diese Erscheinungen erst im Gefängnis im Verlaufe eines hingeschleppten, langjährigen Untersuchungsverfahrens entstanden waren. Also reaktive Erscheinungen auf die Gefängnishaft, mit deutlicher Tendenz aus dem Gefängnis ins Lazarett zu kommen. Dabei nachweisbare Simulation von Amnesie, Vergiftungs- und Beziehungsideen.

Fall 7: O. A., 29jähriger Reservist (Arbeiter).

Vom Gericht eingeliefert. War der unerlaubten Entfernung beschuldigt. Nachdem er zu Kriegsbeginn eingezogen war, war er 1916 durch Granatexplosion angeblich verschüttet, aber nicht bewußtlos, konnte aber noch zum Arzt gehen, kam dann ins Lazarett und mit dem Lazarettzug nach Bayreuth. 7 Wochen nach Verschüttung, als er im Lazarett lag, war eines Morgens die Sprache „weg". Von dort nach hier. Es stellte sich aber dann heraus, daß A. sich aus Feigheit von der Truppe unerlaubt entfernt hatte und bereits mit 3 Jahren Gefängnis verurteilt war und daß er sich dann ein zweites Mal entfernte.

Hier in der Klinik zeigte A. bei der Einlieferung hysterischen Mutismus, daneben Zittern des Kopfes und der rechten Körperhälfte, Aufgehobensein der Schleimhautreflexe und der Schmerzempfindung am ganzen Körper.

Die Sprachstörung wurde suggestiv in mehreren Sitzungen beseitigt, nur ein geringer Rest blieb zurück. Es stellte sich im Verlauf der Untersuchung heraus, daß Furcht und Unbehagen den A. zur Flucht von der Front veranlaßt hatten und daß die hysterischen Störungen erst im Verlaufe der Kriegsgerichtsuntersuchung aufgetreten waren. Die hysterischen Störungen wurden daher von hier auch nicht als Dienstbeschädigung aufgefaßt, bezüglich der Straftat wurde A., bei dem offenbar in krankhafter Weise Angstzustände bestanden hatten, als vermindert zurechnungsfähig erklärt.

Zusammenfassung: Wieder ein Fall, bei dem vielleicht eine Granatexplosion vorgelegen hat, der aber seine hysterischen Erscheinungen erst viele Wochen später zeigte, als er, der schon wiederholt aus Angst von der Front sich entfernt hatte, wieder in ein Gerichtsverfahren verwickelt wurde.

Fall 8. M. St., 24jähriger Landsturmmann (Maschinenarbeiter).

Ebenfalls vom Gericht geschickt. Ist der Postunterschlagungen beschuldigt. Will schon vor dem Kriege unter Krampfanfällen gelitten haben. Im Felde im Oktober 1914 Schuß durch die rechte Hand, im Januar 1915 Wiederauftreten der Krampfanfälle. Im Januar 1916 unterschlug er dann als Ordonnanz Postpakete. Bei der Vernehmung Krampfanfälle und Verwirrtheitszustände. Bei einem Anfall sollen die Pupillen nicht reagiert haben und es wurde deshalb Epilepsie angenommen.

Bei der Aufnahme ruckweise auftretende Schulterzuckungen, dabei Mutismus mit erhaltenem Sprachverständnis. Nur einzelne Laute oder Buchstaben wurden explosionsartig herausgestoßen, auf körperlichem Gebiete feststellbar lediglich fehlende Schleimhautreflexe, gesteigerte mechanische Muskel- und Vasomotorenerregbarkeit, Folgen einer Handverletzung.

Durch suggestive Behandlung mit faradischem Strom Wiederherstellung der Sprache, erinnert sich durchaus an seine Straftat, zeigt keine psychischen Störungen.

Vier Anfälle wurden hier beobachtet, die alle auftraten, während St. im Bett lag, dabei Kopf nach hinten gebogen, „arc du cercle"-Stellung, danach Zuckung im linken Arm. Pupillenreaktion und Patellarreflexe erhalten, kein Urin- und Kotabgang, keine Verletzung. Nach dem Anfall Schlaf. Die Anfälle selbst vom Arzt nicht beobachtet, doch der zuverlässige Oberpfleger bezeichnet sie als typisch hysterisch.

Zusammenfassung: Die Möglichkeit, daß in diesem Falle von jeher eine epileptische Veranlagung vorliegt, kann nicht bestritten werden, zweifellos hat sich daneben aber, nachdem bei St. die Diebstähle entdeckt worden waren, ein hysterischer Mutismus mit Zittererscheinungen entwickelt und die dann aufgetretenen Anfälle haben sichtlich mehr hysterisches als epileptisches Gepräge getragen. Die hysterischen Erscheinungen sind offensichtlich eine Reaktion auf die zu erwartende Strafe, die St. hiermit abzuwenden sucht.

Fall 9. P. R., 25jähriger Leutnant (Kunstgesanglehrer).

Nach der Vorgeschichte von jeher verschroben und eigenbrödlerisch. Will auch bis zum 11. Lebensjahre epileptische Anfälle gehabt haben. Dann sei er bis Herbst 1916 gesund gewesen. War von August 1914 an im Felde, wurde im Juli 1916 Leutnant und im August 1916 nach seiner Angabe verschüttet. War einige Stunden bewußtlos, habe dann erbrochen, war hierauf mehrere Monate lang in Lazarettbehandlung und hatte schließlich einen ruhigen Gefangenenlagerdienst. Erst im Mai 1917 Krampfanfall (nicht feststellbar, ob damals Musterungen fürs Feld stattfanden), seit dieser Zeit solche Anfälle öfter. Schwer scheinen sie nicht gewesen zu sein, denn er habe sich ärztlich nicht behandeln lassen. Bei den Anfällen, die er lange Zeit vorher kommen fühlt, keine Verletzungen, kein Wasserlassen. Wurde dann im November 1917 als garnisonverwendungsfähig fürs Feld erklärt, wurde mit einem zusammengestellten Truppenteil hinausgeschickt, bekam aber in Cambrai bereits einen schweren Krampfanfall; wie er angibt, wurde sofort mit Lazarettzug wieder ins Land zurückgebracht.

Hier liegt der Patient wie müde im Bett, hebt den Kopf nicht von der Bettunterlage, spricht müde und matt, zeigt einen niedergeschlagenen Gesichtsausdruck. Puls etwas verlangsamt, auffallend heisere Sprache, schon vor Prüfung der Kniesehnenreflexe lebhaftes Zucken mit den Beinen, läuft langsam durch das Zimmer wie müde, ermattet, Beine in den Knien zusammengeknickt, taumelt, sucht sich auf den Arzt zu stützen.

Am nächsten Tag ein hysterischer Anfall, der suggestiv kupiert wurde. Der theatralische Gang wird weiter beibehalten, Patient angelt sich am Bett oder an der Wand entlang, läßt sich von der Pflegerin stützen und in den Garten führen.

Durch Suggestivbehandlung gelingt es die Gehstörung so weit zu beseitigen, daß R. rasch und ohne jede Unterstützung durch das Zimmer gehen kann, der Gang bleibt jedoch eigentümlich tänzelnd, die Haltung steif-komisch. Nach Schluß der Sitzung bedankt sich R. beim Arzt, der Gesichtsausdruck, der ziemlich maskenartig geblieben ist, läßt auf die wirklichen inneren Vorgänge keine Schlüsse ziehen. Auch während der folgenden Zeit geht R. nur wenig aus sich heraus, ein Urlaub wird ihm in der Folgezeit verweigert, solange er noch die gegenwärtige Haltung beibehalte. R. verließ darauf ohne Urlaub das Lazarett, wurde aber in Gotha, wo er eine Fensterscheibe zerschlagen hatte, festgenommen und wieder hierher zurückgebracht. Wieweit es sich etwa um einen hysterischen Dämmerzustand gehandelt hatte, konnte nachträglich nicht festgestellt werden. Die Haltungsanomalie hat sich etwas gebessert, so daß R. zu seinem Ersatztruppenteil zur Verrichtung von leichtem Dienst entlassen werden konnte.

Zusammenfassung: Es handelt sich um einen von Hause aus verschrobenen eigenbrödlerischen Soldaten, bei dem während des Krieges hysterische

Reaktionen aufgetreten sind und die aller Wahrscheinlichkeit nach ebenfalls ihr Motiv in der Angst vor dem Felde haben, jedenfalls sind die Erscheinungen nicht im Anschluß an irgend ein Kriegserlebnis oder eine Kriegsschädigung aufgetreten.

Fall 10. E. A., 25jähriger Musketier (Graphiker).

Es handelte sich hier um einen Psychopathen, einen liebenswürdigen Schwindler mit Großmannssucht, der sich fälschlich eine höhere Charge und fälschlich Orden zugelegt hatte und bei dem dann ein Strafverfahren eingeleitet wurde. Er wurde dann zu hoher Strafe verurteilt und im Verlaufe der Verhandlung, resp. besonders nach der Verurteilung traten hysterische Störungen auf, die hauptsächlich in Zittererscheinungen bestanden und in einem Taumeln beim Gehen. Diese hysterischen Erscheinungen wurden hier im Lazarett dadurch beseitigt, daß dem A. von mir ruhig zugesprochen wurde, die Erscheinungen zu unterdrücken, da er hierdurch felddienstfähig würde und ihm als Felddienstfähiger die Strafe erlassen werden könne. Unter Zuhilfenahme einer ganz leichten Scheinsuggestionsbehandlung gelang es auch den A. völlig symptomenfrei zu machen.

Zusammenfassung: Also auch hier die hysterischen Zittererscheinungen nicht im Anschluß an ein Felderlebnis aufgetreten, sondern im Verlaufe eines Strafverfahrens.

Gewiß handelt es sich bei diesen 10 mitgeteilten Fällen, die die „Motive" unschwer erkennen lassen und moralisch zum Teil doch wohl etwas wurmstichig sind, um besonders einfache, um solche, die für die Beurteilung des psychologischen Mechanismus keine allzu großen Schwierigkeiten bieten. Aber diese Fälle sind nicht ad hoc zusammengetragen, sondern es handelt sich um rund die Hälfte derjenigen Hysteriker, die auf zwei von mir ärztlich versorgten Stationen während einer bestimmten, kurzen Frist beobachtet und behandelt wurden. Und diese Fälle, die ihre Symptome nicht unmittelbar nach einem Fronttrauma zeigten, die, das ist zuzugeben, zum Teil direkt simulationsverdächtig waren, teilweise überhaupt nicht den Schützengraben gesehen hatten, diese Fälle zeigten eben die gleichen massiven Symptome, wie solche, die vielleicht schwere Emotionen durchgemacht haben und bei denen man weder den Krankheitsverlauf so genau kontrollieren, noch die Motive beweiskräftig bloßlegen kann. Und wenn man Fälle findet, wo man den Verdacht des Zweckvollen auf Grundlage des allgemeinen Eindrucks zunächst ablehnen zu müssen glaubt, so bedenke man stets, daß auch im praktischen Leben sich bei unseren Mitmenschen die Motive des Handelns oft nicht sicher nachweisen lassen und daß das Nichtnachweisenkönnen der Motive im einzelnen Falle kein Gegenbeweis ist. Zu einer zuverlässigen Analyse derartiger Kriegshysteriker braucht man in der Regel ausführliches Aktenmaterial und Vernehmung vereidigter Zeugen und deshalb gerade sind forensische Fälle, wie einige von den oben geschilderten, sehr geeignet für unsere Betrachtungen. Bei einem Offizier beispielsweise mit korrekter Fassade wird es sich eben unendlich schwerer nachweisen lassen, daß er „als stiller Teilhaber" an seinen Krankheitserscheinungen beteiligt ist und es ist bezeichnend, daß der Arzt bei Offizieren, wenn sie hysterisch reagieren (bekanntermaßen tuen sie es seltener und weniger primitiv als der simple Bauer) lieber die entgegenkommende Diagnose „Ischias, Rheumatismus, Labyrintherschütterung" stellt, als die vom Gebildeten nicht gern gehörte, weil eben doch ein wenig anrüchige, aber richtige: „hysterische Abasie, hysterisches Hinken, hysterische Taubheit".

Fälle, wie ich sie angeführt habe, sind uns ja während des Krieges in reicher Anzahl bekannt geworden, nur ist eben im Heimatlazarett, wenn sich die massiven Symptome darboten, oft gar nicht mehr zu kontrollieren gewesen, wie diese Symptome entstanden sind, welche äußeren Umstände und Vorstellungen daran mitgearbeitet haben. Wohl auch aus diesem Grund ist im Kriege immer und immer wieder die Forderung aufgestellt worden: Die Neurotiker an oder hinter der Front behalten! Die Neurotiker dort in Spezialbeobachtung und -Behandlung geben! Die Neurotiker nicht in die Heimat zurücklassen, weil sich der Zustand hier durch das Einwirken der Heimatsumgebung kompliziert, gar verschlechtert, die Fixierung schwerer beseitigt, die Heilung erst umständlicher erreicht werden kann! Denn, wie schon in den oben mitgeteilten Krankenblättern zu ersehen ist: Nicht an der Front, sondern im Laufe der Lazarettbehandlung treten die schweren Symptome häufig erst auf, während mancher Arzt und fast alle Laien meinen, daß der Schüttler vom Moment des Granateinschlags an zittert, der Gelähmte seitdem nicht mehr gehen kann, der Stumme seitdem seine Sprache verloren hat. Wie viel häufiger dagegen ist der folgende Verlauf: Ein Mann kommt, nachdem er längere Zeit nur in der Garnison Dienst gemacht hat, an die Front. Er ist kaum einige Tage draußen, da schlägt (nach seiner nachträglichen Angabe, die wir hier einmal ruhig als richtig unterstellen wollen!) eine Granate in seiner Umgebung ein. Er ist unverwundet, doch bewußtlos. Wie lange, weiß er nicht. Dann wird er nicht etwa von Krankenträgern zurückgetragen, sondern er läuft zurück, wobei er recht oft sich nicht zu seinem, sondern zu einem benachbarten Truppenteil begibt. Hier entdeckt man wohl auf körperlichem Gebiete einige neurasthenische Erscheinungen und schickt ihn mit der Diagnose „Granatschock" nach dem Lazarett. Das Lazarett wird überlaufen, es muß hier für Schwerverwundete Platz geschafft werden und es handelt sich jetzt für die Ärzte um die Frage, wer kann zur Truppe zurück, wer kann mit dem Lazarettzug heimwärts transportiert werden. Da klagt Patient über Kopfschmerzen, liegt zu Bett, fühlt sich matt. So wird er nach rückwärts transportiert, kann schließlich nicht mehr laufen, die Beine nicht mehr hochheben, schleppt sich nur mit Unterstützung von Fremden im Zimmer herum und bleibt so monatelang in Lazaretten. Die Stimmung ist auffällig gleichgültig, es macht nicht den Eindruck, als ob der Kranke unter seiner Lähmung sonderlich leidet, auf eine Behandlung drängt er kaum. Schließlich entdeckt man ihn als Neurotiker und er kommt ins Neurotikerlazarett. Hier gelingt die Heilung sofort, der Patient wird zur Truppe entlassen, bereits auf der Fahrt tritt aber ein Rückfall ein und er kommt in ein zweites Neurotikerlazarett. Hier gelingt die Heilung wieder, es wird ärztlicherseits resigniert und der Patient als dienstunbrauchbar, aber ohne Rente entlassen. In diesem Falle bleiben die Störungen dann oft ganz weg, wenn sich nicht der Betreffende mit einem kleinen, wieder eingetretenen Restsymptom nach Monaten oder Jahren bei der Versorgungsstelle meldet und Rente beantragt.

Bei diesem Beispiel soll es sich wirklich um keinen erdichteten Paradefall handeln, sondern um einen Typus. Wer wie ich noch jetzt als Begutachter für Versorgungsstellen tätig ist und den Krankheitsverlauf an Hand der Akten eingehend studiert, wird einen solchen Dekursus in großer Anzahl kennen gelernt haben, ja ich möchte sagen, daß der größte Teil der Hysteriker, die jetzt noch zur Untersuchung kommen, einen solchen Krankheitsverlauf aufzuweisen hat.

Und diese meine Beobachtungen sind ja auch von anderer Seite, wie die Aussprache auf den verschiedenen Tagungen gezeigt hat, gemacht worden. Gaupp[1]) hat schon sehr frühzeitig darüber berichtet:

„Im Kampfe gegen solche und andere nervöse (hysterische, psychogene, neurasthenische) Zustände haben wir in den letzten Monaten häufig folgende lehrreiche Erfahrung gemacht: Die akuten Krankheitszeichen (Lähmungen, Krämpfe, Stummheit, Taubheit, Delirien, Dämmerzustände usw.) waren meist rasch zu beseitigen, der Zustand besserte sich schnell, die Kranken konnten spazieren gehen, lernten das Schlafen wieder und erschienen dem Beobachter als vollkommen gekräftigt; für leichtere Beschwerden (Kopfweh, Schwindel, Müdigkeit und ähnliches) fand sich objektiv keine Grundlage und unbeobachtet erschienen die Leute als munter und leistungsfähig. Der Arzt tritt nun eines Tages mit dem Vorschlag heran, es wieder mit dem Dienst (zunächst mit dem Garnisondienst) zu versuchen. Alsbald ändert sich das Bild; schon am nächsten Tag treten mehr Beschwerden hervor. Der Schlaf in der Nacht war schlecht, Kopfschmerzen, Schwindel, Müdigkeit haben zugenommen, ein apathisches Wesen oder eine gewisse innere Unruhe machen sich bemerkbar. Suggestiver Zuspruch, der bisher sehr wirksam gewesen war, versagte nunmehr. Am Programm der Entlassung zum Ersatztruppenteil an einem bestimmten Tage wird jedoch festgehalten. Mit Unlust verläßt der Patient das Lazarett; schon auf der Eisenbahn treten akutere Symptome (so z. B. mehrere Male hysterische Delirien) auf, nach der Ankunft beim Ersatztruppenteil hat sich der Zustand wieder dermaßen verschlimmert, daß nichts übrig zu bleiben scheint, als den Mann von neuem einem Lazarett zu überweisen. Damit scheint nun oft sein weiteres militärisches Schicksal besiegelt zu sein: Er bleibt Lazarettinsasse, der sich im Lazarett leidlich wohl befindet, aber jeden Versuch der Wiederverwendung bei der Truppe mit einer raschen Zunahme seiner nervösen Beschwerden bis zu tobsüchtigen Erregungen beantwortet.

In anderen Fällen kommt man nicht einmal bis zur Rücksendung zum Ersatztruppenteil. Zahlreiche, meist nach Art und Stärke unkontrollierbare Beschwerden führen zu monatelangem Herumliegen im Lazarett. Wer sich mit der seelischen Eigenart dieser Leute genauer befaßt, der findet immer wieder auf dem Grunde ihrer Seele als ursächlichen Faktor die mehr oder weniger bewußte Angst vor dem Felde.“

Und das, was Gaupp hier sagt, führt uns zur Behandlung der Kriegsneurosen. Daß sich aus deren Erfolgen oder Nichterfolgen mancherlei Stützpunkte für unsere Hysteriedefinition ergeben, habe ich ebenfalls bereits 1918[2]) ausgeführt. Ich habe mich damals darzulegen bemüht, daß gerade unsere Auffassung der Hysterie es verständlich macht, warum die aktive Therapie der Hysterie während der zweiten Hälfte des Krieges in der Beseitigung der Symptome so große Erfolge gehabt hat, ich habe gesagt, daß nicht „Suggestion“ und „Persuasion“ allein diese Erfolge ausmachten, sondern die konsequente Verfolgung des Gedankenganges: Der Hysteriker flüchtet in seine Krankheit,

[1]) Gaupp, Hysterie und Kriegsdienst. Münch. med. Wochenschr. 1915. Nr. 11.
[2]) Pönitz, Die Zweckreaktion. Arch. f. Psych. u. Nervenkrankheiten. 59, Heft 2/3.

folglich muß man ihn wieder zur Flucht aus seiner Krankheit bringen! Aus begreiflichen Gründen sind diese Gedanken während des Krieges in der Literatur sowohl wie in den Diskussionen nicht immer klipp und klar ausgesprochen, nicht beim richtigen Namen genannt worden. Man hat der Tatsache ein verschämtes ärztliches Mäntelchen umgehängt. Erst gerade jetzt, wo ich ich diesen Teil der Arbeit niederschreibe, erscheint eine Arbeit von Hoffmann [1]), die die Behandlung von Kriegsneurosen von unserem Gesichtspunkte aus betrachtet und auf die ich unten näher eingehen will.

Wie ich schon seinerzeit ausführte, ist die Sachlage ja die, daß etwa während des ersten Kriegsjahres die Kriegshysteriker außerordentlich milde behandelt wurden, daß man sie in Lazaretten herumliegen ließ, um ihnen Ruhe zu gönnen, daß man aber praktisch damit nichts erreichte, daß die Symptome entweder blieben, oder aber sofort wieder auftraten, wenn die Entlassung zur Truppe stattfinden sollte, daß die Zahl der Hysteriker, die in der ersten Zeit auch noch in den verschiedensten Lazaretten herumlagen, immer mehr zunahm. Dieser Zustand besserte sich, als Sammelstätten in den sogenannten Neurotikerlazaretten geschaffen wurden, als unter dem Einflusse Wilmanns [2]), Kehrers [3]), Gaupps, Nonnes, Kaufmanns u. a. die Hysterikerbehandlung organisiert wurde und als vor allem Kaufmann [4]) seine Heilerfolge mittels des elektro-suggestiven Verfahrens veröffentlichte und Nonne [5]) auf die Erfolge der Hypnose hinwies. Seit dieser Zeit setzte fast überall eine energische aktive Therapie ein. Man ging zielbewußt und mit Siegeszuversicht an die Behandlung auch verschleppter Fälle heran, heilte sogar bereits entlassene Rentenempfänger von ihren Symptomen und konnte jedenfalls feststellen, daß im Gegensatz zu vorher jetzt zwar nicht alle, aber doch die meisten der Hysteriker von ihren massiven Symptomen befreit werden konnten. Und warum waren die Erfolge gegenüber früher so glänzend? Suggestion, speziell Hypnose konnten es allein nicht sein. denn die hatten ja schon im Frieden so oft versagt und Nonne selbst mußte zugeben, daß er in seiner Privatpraxis die Hypnose bereits aufgegeben hatte, weil er Mißerfolge damit erzielte. Nein, die Erfolge konnten nur so erklärt werden: Die Neurotikerlazarette standen unter einer ganz besonders strengen Disziplin, kein Kranker wurde verzärtelt, die Kranken wurden zwar nicht mißhandelt, wie es Laien in der Öffentlichkeit wiederholt behaupteten. aber es wurde ihnen der Aufenthalt im Lazarett doch auch in keiner Weise zum Paradies gemacht. Die Kranken merkten, daß die Ärzte nicht locker ließen, merkten die „Heilatmosphäre", die im Lazarett lag. Die meisten Methoden gingen schließlich doch darauf hinaus, den Hysterikern die Krankheit zu verleiden, ihnen begreiflich zu machen, daß Krankheit nicht das Mittel ist, mit denen sie ihren Zweck erreichen würden. Die einen sperrten

---

[1]) Hoffmann, R. A. E., „Über die Behandlung der Kriegshysterie in den badischen Nervenlazaretten." Zeitschr. f. d. ges. Neurol. u. Psych. **55.** 1920.

[2]) Wilmanns, „Die Wiederertüchtigung der an funktioneller Neurose leidenden Kriegsbeschädigten." Die Kriegsbeschädigtenfürsorge. 2. Jahrg. Nr. 3.

[3]) Kehrer, „Behandlung und ärztliche Fürsorge bei Kriegsneurosen." Die Kriegsbeschädigtenfürsorge. 2. Jahrg. Nr. 3.

[4]) Kauffmann, Die planmäßige Heilung komplizierter psychogener Bewegungsstörungen bei Soldaten in einer Sitzung. Münch. med. Wochenschr. 1917. **Nr. 22.**

[5]) Nonne, Zur therapeutischen Verwendung der Hypnose bei Fällen von Kriegshysterie. Vortrag im ärztl. Verein Hamburg. 26. XI. 1915. Med. Klin. 1915. Nr. 51/52.

die Kranken ein, sie verordneten — damit die Behandlung einen Namen hat —
eine „psychische Abstinenzkur"[1]), wollten also offenbar, daß die Betreffenden — wie Kehrer sich einmal ausgedrückt hat — „sich zu Tode langweilten", und deshalb alles Interesse daran hatten, bald gesund zu werden.
Andere [2]) setzten die Kranken ins Dauerbad und erklärten ihnen, daß das
Dauerbad erst nach Heilung abgesetzt würde. Kaufmann nahm starke
elektrische Ströme zu Hilfe und ließ exerzieren, er „rang" mit den Kranken,
Kehrer legte mehr Wert auf das Übungsmoment und Disziplin, ließ „zwangsexerzieren". Man wird zugeben müssen, daß alle diese Methoden für die
Patienten nichts Angenehmes hatten und daß das Interesse der Kranken
an baldiger Genesung damit lebhaft geweckt wurde. Nun kann man
zwar einwenden, daß beispielsweise elektrische Ströme später nur noch schwach
und vorübergehend angewendet wurden und daß die Hypnose doch bei weitem
nicht unangenehm auf die Kranken wirke und trotzdem ein großer Teil dadurch
geheilt werde. Dem ist folgendes entgegenzuhalten:

Auf den betreffenden Stationen hatte sich eben allmählich eine günstige
„Heilstimmung"[3]) herausgebildet. Einer erzählte dem anderen, daß hier
nicht locker gelassen werde, daß man unbedingt geheilt werden müsse, daß,
wenn es nicht mit Hypnose ginge, dann eben Strom käme und daß man
nicht eher beurlaubt oder gar entlassen werde, als bis die völlige
Heilung eingetreten sei. Der Krankheitswille war also schon halb gebrochen,
bevor die eigentliche Sitzung begann, und der Arzt bedurfte dann entsprechend
weniger der Peitsche, d. h. des Stromes und er machte dann eben nur die sogenannte Übungstherapie. Ebenso gelang die Hypnose leichter und das Dauerbad heilte schneller. Nicht vergessen darf man vor allem aber auch diejenigen,
denen ihre „Zweckneurose", sei es bewußt oder unbewußt, eine Zeitlang zweckvoll erschien, die sie aber dann gern wieder losgewesen wären, sich aber von
allein nicht mehr in die Gesundheit zurückfanden (vgl. Goethes „Zauberlehrling"). Ich meine also hier die Fälle, die man jetzt im Gegensatz zur
hysterischen „Gewöhnung" als hysterische „Erkrankung" bezeichnet, wo
also die Willenskomponente in der Reflexkomponente sozusagen untergegangen ist. Das sind die Fälle, wo denen Arzt durch das suggestive Überraschungsmoment oder die Hypnose wirklich zu Hilfe kommt, wo er den
Kranken wieder in die Gesundheit zurückleitet, ihn wieder zu normalen
Reflexmechanismen zurückführt. Die anderen Fälle sind die, wo die Hysteriker
gern die passende Gelegenheit benutzen, sich heilen zu lassen, wo ihnen also, um
mit Bumke zu reden, eine „goldene Brücke" zur Gesundheit gebaut wird.
Hier handelt es sich um die Fälle, wo die Willenskomponente also die Reflexkomponente bei weitem überwiegt, wo aber andererseits die Willenskomponente, absolut genommen, keine sehr starke mehr ist und der
Hysteriker auch ohne Strom und sonstige Abschreckungstherapie
rasch klein beigibt. Solche „Kranke", ich für meinen Teil perhorresziere

---

[1]) Binswanger, Diskussionsbemerkung auf der Münchener Psychiatertagung 1916.
Allg. Zeitschr. f. Psych. **73**.

[2]) Weichbrodt, „Über eine einfache Methode zur schnellen Heilung hysterischer
Störungen." Vortrag a. d. 20. Vers. mitteldeutsch. Psych. u. Neurol. in Dresden 1917.
(Bericht im Arch. f. Psych. **57**.)

[3]) Vgl. hierzu auch die Vorträge v. Wilmanns und Kehrer („Die Kriegsbeschädigtenfürsorge." 2. Jahrg. Nr. 3. Berlin. Sept. 1917).

in diesem Falle diese Bezeichnung, sind eben dann „geheilt“ und brauchen sich nicht sagen zu lassen, daß sie sich ihre hysterischen Erscheinungen wie Unarten von allein „abgewöhnt“ haben. Ich will betonen, daß sich die Leute alles dies nicht ruhig und zielbewußt überlegen; meiner Ansicht nach kommt natürlich auch das vor und dann handelt es sich eben um ausgesprochene Simulanten. Daß es sich aber beim Herantreten der aktiven Therapie oft um derartige Gedanken und Komplexe handelt, habe ich nie bezweifelt. Wäre es eine bloße Persuasionsmethode, so müßten schon vor der Ära der aktiven Therapie mehr Erfolge erzielt worden sein. Mögen viele psychologische Einzelheiten bei Beseitigung der hysterischen Mechanismen noch so kompliziert und wenig geklärt sein, die Gedankenrichtung der Hysteriker ist doch eine klare. Man soll sich das, ohne viel zu grübeln und zu deuteln, nur ruhig eingestehen, um so mehr, als das ganze therapeutische Verfahren in den Neurotikerlazaretten ja doch ein recht grobes, wenig individuelles gewesen ist. Nonne hat ja selbst zugegeben, daß, wenn einmal Hysterie erkannt sei, auch ein intelligenter Laie das Symptom wegbringen könnte, vielleicht sogar besser als mancher Arzt. Wir wissen ja alle, daß junge Feldhilfsärzte und Unterärzte, die unbeschwert von psychologischen, psychiatrischen, neurologischen Kenntnissen an die Therapie herantraten, oft rascher und besser die Symptome beseitigten, als der erfahrene Psychiater, der mit allem psychologischen Rüstzeug an den Fall herangeht. Dabei soll natürlich nicht verschwiegen werden, daß die besten Dauererfolge schließlich doch von dem erzielt werden, der charakterologisch-psychologisch geschult ist, nur liegt die Art der Neurotikerbehandlung nicht jedem Arzt.

Suchen wir nun weiter aus den Erfolgen oder Nichterfolgen der Hysterikertherapie nach Belegen für unsere Hysterieauffassung, so kommen wir zu folgender Erwägung. Wenn unsere Anschauung richtig ist, daß der Hysteriker mit seiner Krankheit etwas bezweckt und mit einer Willenskomponente an der Krankheit beteiligt ist, so müßte man spekulativ folgendes annehmen: Es müßte dann bisweilen auch vorkommen, daß der Krankheitswille stärker ist als die Methode des Arztes, einfacher ausgedrückt: daß dem Betreffenden die Therapie weniger unangenehm erscheint als das, was er durch seine Krankheit verhüten wollte. Diese meine Ansicht trifft auch durchaus zu und ich verweise dabei auf die Mitteilungen Nonnes [1]. der ja während des Krieges mit im größten Stile die aktive Therapie betrieben hat und in seinen statistischen Mitteilungen doch auch eine Anzahl ungeheilter Fälle erwähnt hat. So hat er nach seiner damaligen Mitteilung 16% mit der Kaufmannschen Methode nicht geheilt, 5% mit Hypnose nicht geheilt, 23% verhielten sich gegen Hypnose refraktär, wovon dann nur 7% mit der Kaufmannschen Methode geheilt wurden.

Weiter müßte man auf Grund unserer Erwägungen annehmen — ich zitiere in bezug auf die Therapiefrage im wesentlichen das, was ich schon 1918 ausführte — daß die verschiedenen Methoden den verschiedenen Leuten auch verschieden unangenehm erscheinen. Auch das hat die Erfahrung bestätigt, indem es z. B. manchen Hysterikern ganz gleichgültig war, wenn sie wochenlang in einem Zimmer separiert wurden, während sie mittels elektrischen

---

[1] Nonne. Über die erfolgreiche Suggestionsbehandlung der hysterieformen Störungen bei Kriegsneurosen. Zeitschr. f. d. ges. Neurol. u. Psych. 37.

Stroms sofort geheilt wurden, andere dagegen waren gegen den Stromreiz außerordentlich unempfindlich, besserten sich aber sofort, wenn man sie auf eine geschlossene Psychosenstation brachte und ihnen erst dann Besuch gestattete, wenn ihr Zustand sich gebessert hatte. Das letzte gilt nach meiner Erfahrung besonders für die Krampfanfälle, die sich ja schwer mit dem Kaufmannschen Verfahren und der Hypnose beeinflussen lassen, aus psychologisch begreiflichen Gründen. Ganz in unserem Sinne aber ist die Tatsache zu verwerten, daß die Heilung viel schneller gelang, wenn die Betreffenden vorher entweder aus dem Munde des Arztes oder aus Erzählungen anderer Kameraden erfuhren, daß sie nach der Heilung nicht kriegsverwendungsfähig, vielleicht sogar als dienstunbrauchbar entlassen wurden. Auch Schmidt[1]) hat ja das große Entgegenkommen bezüglich der Garnison- und Arbeitsverwendung mit dem Wunsche, nicht mehr durch erneute Kriegsverwendung in eine derartige Lage wie die erlebte zu kommen, in Zusammenhang gebracht. Während in manchen Lazaretten man sich im wesentlichen damit begnügte, die Hysteriker symptomenfrei zu machen und sie dann ohne Rente dem Berufsleben wiederzugeben, stellte man in anderen größere Ansprüche und schrieb sie zum mindesten arbeitsverwendungsfähig, wenn nicht garnisondienstfähig. Deshalb sagte ich schon: Wenn man die Erfolge der Ärzte in bezug auf die aktive Therapie gegeneinander abwerten will, so erscheint es mir außerordentlich wichtig, alle diese Momente, die doch stark auf das Seelenleben der Kranken einwirken, als wichtige Faktoren mit zu berücksichtigen. Es genügt nicht zu wissen, ob jemand mit Hypnose oder mit dem Strom oder mit Übung behandelt worden ist, sondern man muß auch wissen, was der Arzt vorher gesagt hat, was die Kameraden vorher erzählen, wie sich der betreffende Therapeut grundsätzlich zur Frage der weiteren Verwendbarkeit geheilter Hysteriker stellt, um aus allem diesen einen Schluß auf das zu ziehen, was bei der Sitzung selbst und vorher in der Seele des Betreffenden vorgeht.

Eine weitere, den Verlauf der Therapie betreffende und in unserem Sinne zu deutende Beobachtung ist die folgende: In wenigen Minuten gelingt es oft, den Hysteriker von den gröbsten Symptomen zu befreien, aber schließlich bleibt ein kleiner Rest zurück, der nicht weichen will, und der manchmal nur so gering ist, daß der Laie ihn kaum als solchen erkennt. Der früherere grobschlägige Zitterer zittert noch ein wenig mit der Hand, der Gelähmte schleift noch etwas das Bein, der Stumme stottert ein wenig usw. Es bleibt eben ein Restsymptom übrig, von dem man vermuten kann, daß der Geheilte sich daran noch klammert, damit er den Weg leichter wieder zur Krankheit findet. Und er findet ihn ja oft recht leicht wieder! Wir wissen ja, daß die Geheilten, resp. symptomfrei Gemachten oft wieder erkranken, sobald sie aus dem Lazarett, dem ihnen unbehaglichen therapeutischen Milieu, entlassen sind. Ich könnte eine größere Anzahl Hysteriker anführen, die, sei es hier, sei es anderswo, von ihren Zuständen geheilt worden sind und die sofort wieder das hysterische Symptom zeigten, wenn sie bei der Truppe Dienst machen sollten, wenn sie sich auf der Bahnfahrt nach dem Felde befanden, wenn sie Konflikte mit ihren militärischen Vorgesetzten bekamen, kurz, wenn ihnen etwas Unangenehmes drohte. Kamen sie dann in die Klinik zurück und hielt

---

[1]) Schmidt, W., Die psychischen und nervösen Folgezustände nach Granatexplosionen und Minenverschüttungen. Zeitschr. f. d. ges. Neurol. u. Psych. 29, Heft 5. 1915.

ich ihnen vor, daß sie offensichtlich wieder krank sein wollten, so protestierten sie zwar etwas, aber auffallend schwach. Auf diesen Punkt, der über das Kapitel „Therapie" hinausgeht, will ich weiter unten noch zu sprechen kommen.

Ebenso soll auf die Frage, wie sich die Hysterikerbehandlung nach der Revolution gestaltet hat, später eingegangen werden.

Wie ich schon oben sagte, ist neuerdings eine zusammenfassende Arbeit von Hoffmann erschienen, der über die großzügige Organisation zur Bekämpfung der Hysteriker berichtet, wie sie in dem badischen Korpsbereich während des Kriegs geherrscht hat. Es ist ja bekannt, daß gerade im Südwesten unseres Reichs zuerst in planmäßiger Weise, hauptsächlich wohl unter Führung von Wilmanns [1]) und Gaupp die Hysterikerbekämpfung eingesetzt hat. Ich lasse es dabei dahingestellt, ob man bei Einrichtung dieses Systems schon völlig klar bewußt von den Gedankengängen ausgegangen ist, wie sie z. B. Hoffmann in seiner Arbeit bringt, oder ob auch hierbei etwas instinktmäßig gehandelt wurde. Jedenfalls geht aus der Arbeit von Hoffmann hervor, daß die Art, wie man in Baden an die Hysterikerfrage heranging, praktisch durchaus unserer Auffassung vom Mechanismus der Hysterie entsprochen hat und sozusagen eine Probe auf das Exempel gewesen sei.

Hoffmann unterscheidet zwei große Perioden der Hysterikerbehandlung. Wie überall, so hat man sich auch in Baden der Anschauung erst allmählich angepaßt, daß die Willenskomponente bei der Hysterie eine große Rolle spiele, und so folgt auf die Periode der unsystematischen Behandlung von Mitte des Jahres 1915 an die Periode der systematischen Behandlung. Bei der unsystematischen Behandlung lag die Sache in Baden so wie überall und wie ich schon oben angeführt habe, d. h. die Hysteriker lagen in Lazaretten herum und wurden „symptomatisch behandelt wie nervös Erschöpfte". Der Erfolg war ungünstig, die Patienten steigerten sich in die Krankheit hinein, sie wurden in ihrem Wesen sehr anspruchsvoll und deshalb schritt man bereits Ende 1914 dazu, Sonderlazarette zu schaffen. Auch hierbei fühlte man den schädlichen Einfluß der Städte, den ungünstigen Einfluß durch die bemitleidenden Passanten und verlegte deshalb Mitte 1915 die Lazarette in ländliche Gegenden.

Hiermit setzte die systematische Behandlung ein: In Beobachtungsstationen. nämlich den Universitätskliniken, wurden die Fälle ausgewählt, die Behandlung fand dann in den ländlichen Lazaretten statt.

Auch hier handelte es sich zuerst um eine „milde Psychotherapie nach Art der Friedensmethoden". Man verwendete Wachsuggestion, Persuasion, gelegentlich Hypnose. Dabei ließ man arbeiten, ohne aber die Arbeit genügend zu beaufsichtigen oder zu organisieren. Man hatte Erfolge, aber es waren Augenblickserfolge. Die Behandlung schleppte sich 2—6 Monate hin, man war milde und nachgiebig, vermied ängstlich die Hysteriker irgendwie zu reizen, es wurden nur „die Symptome, nicht die Tendenzen berücksichtigt". Nur die Langeweile der Lazarette wirkte bisweilen, der Hysteriker wurde dann der Krankheit müde und sehnte sich hinaus. „Auf diese Weise konnte besonders

---

[1]) Es scheint, als ob auch jetzt noch die Verhältnisse am günstigsten in Baden liegen, daß hier unter dem Einflusse von Wilmanns die Erfassung der Neurotiker am straffsten organisiert ist, daß die Prozentzahl der Hysteriker im Verhältnis zu den sonstigen Kriegsbeschädigten am niedrigsten ist. Württemberg steht ähnlich günstig da, während in Preußen sehr spät versucht worden ist, planmäßig vorzugehen.

dem nicht objektivierten Hysterischen die Krankheit verleidet werden. Er konnte seine Symptome ja meist ohne weiteres, wenn er nur wollte, fallen lassen." Bei Aussichten auf Lebenssicherheit und Rente fiel der Anlaß zu Krankheiten und Lebenstendenzen weg. Dann ließ sich der Patient heilen. Wurden die Wünsche nach der Entlassung bei der Truppe nicht erfüllt, dann traten Rückfälle auf. „Der Handel wurde rückgängig gemacht." Die Schattenseiten dieser ganzen Behandlungsart traten damals noch nicht so hervor, weil die Kriegshysteriker noch relativ gering auftraten, die Kriegsschädigungen noch nicht so lange und eindrucksvoll wirkten, die Übersättigung am Krieg und die Sehnsucht nach der Heimat noch nicht so stark auftraten. Es wurden schwere Formen von Hysterie mit 100% Rente und Verstümmelung entlassen [1]), auch in die Irrenanstalt wurde transportiert. Wurde zur Truppe oder ins Feld entlassen, so versagten die Betreffenden sofort.

Man ging nunmehr dazu über, eine strengere Lazarettdisziplin [2]) einzuführen, man gestaltete sie absichtlich einförmig, steckte die Hysteriker ins Bett, vernachlässigte sie, hielt den Besuch von ihnen fern, verlegte sie von der Heimat weg, langweilte sie zu Tode, „machte ihnen die Gesundheit wieder erstrebenswert". In manchen Fällen gab der Hysteriker diesem Drängen nach, die Objektivierten — um einen Ausdruck Kretschmers vorwegzunehmen — taten es in der Regel nicht.

Damit setzte dann die Ära der Überrumplungsmethode ein, und zwar unter dem Einflusse der Kaufmannschen Veröffentlichung. Durch die suggestive Vorbereitung baute man die schon obengenannte „goldene Brücke", versprach Nichtverwenden an der Front, Entlassung nach Hause. Bei den Sitzungen wurden schmerzhafte Ströme mit Verbalsuggestion verwandt, das Subordinationsverhältnis wurde dabei ausgenutzt. Psychologisch lag die Sache nach Hoffmann so, daß die Schmerzwirkung einen Affektschock auswirkte, daß der Arzt diesen benutzte und die normalen Mechanismen wieder hergestellt wurden. Deshalb suchte man alles in einer Sitzung zu erreichen, weil bei der weiteren Sitzung das Moment der Überraschung wegfiel.

Anfangs hatte dieses Verfahren allein gute Erfolge. Später ließen sie nach. Es traten Heilungswiderstände auf, die Kriminellen machten Schwierigkeiten in den Lazaretten, Rückfälle kamen, auch blieben kleine Reste zurück. Vor allem wurden die Rückfalltendenzen nicht systematisch bekämpft, so daß Wilmanns [3]) sagen konnte: „Die Wiederverwendbarkeit des geheilten Hysterikers entspricht in keiner Weise den Behandlungserfolgen".

Um nun auch diese Hysteriker zu fassen, setzte Anfang 1917, vor allem unter dem Einfluß von Kehrer [4]) und Berthold, die sogenannte Zwangsbehandlung ein. Behandelt wurde ähnlich wie beim Kaufmannschen Verfahren, nur wurde Zwangsexerzieren angeschlossen. Zum Schluß wurde dem symptomfrei Gemachten gesagt, „er habe jetzt bewiesen, daß er imstande sei, seine Symptome zu unterdrücken; man werde das auch weiterhin von ihm verlangen

[1]) Stern, Die hysterischen Bewegungsstörungen als Massenerscheinungen im Kriege, ihre Entstehung und Prognose. Zeitschr. f. d. ges. Neurol. u. Psych. **39, 246.**

[2]) Hellpach, Lazarettdisziplin als Heilfaktor. Med. Klin. 1915. Nr. **44.**

[3]) Wilmanns, Die Behandlung der Kranken mit funktionellen Neurosen im Bereiche des XIV. A.-K. Deutsche med. Wochenschr. 1917. Nr. 14.

[4]) Kehrer, Zur Frage der Behandlung der Kriegsneurosen. Zeitschr. f. d. ges. Neurol. u. Psych. **36.**

und jeden Rückfall als ein Zeichen schlechten Willens ansehen und bestrafen". Als Äquivalent versprach man Heimatsurlaub oder Reklamation. Die „moralische Bekehrung" wurde im übrigen möglichst wenig betont. Hoffmann verglich das Ganze mit einem Zweikampf: „Die Taktik des Arztes läuft darauf hinaus, unter möglichster Verschleierung seiner Absichten die schwächste Stelle des Gegners zu erspähen, ihn im geeigneten Moment an dieser zu treffen und ihm eine Niederlage beizubringen. Hierbei wird jedoch der Unterliegende von dem Edelmut des Siegers geschont, ihm bleibt das Eingeständnis der Niederlage erspart." Psychologisch, und das ist für uns hier das Wichtige, wurde die Behandlung im badischen Korps durchaus der Auffassung gerecht, daß man es bei der Hysterie hauptsächlich mit einer Flucht in die Krankheit, mit Abwehrmechanismen zu tun hat und daß die Willenskomponente eine große Rolle spielt. Dabei unterscheidet Hoffmann die aus Angst Entgegenkommenden und die trotzig Verstockten. „Einige blieben standhaft und nahmen, um ihrer Krankheit zu leben, ein Martyrium auf sich." Prinzipiell wurden Simulant, Aggravant und Hysteriker gleich behandelt, womit man dem unten ebenfalls näher auszuführenden Gedanken gerecht wurde, daß eine prinzipielle Scheidung hier nicht möglich ist. Der Therapeut war nicht Richter, sondern blieb Arzt.

Was die Hypnose anbelangte, so waren die Erfolge hiermit im badischen Korps nicht so groß wie anderweit, Hoffmann begründet es damit, daß die Bedingungen unter dem Krankenmaterial hierfür nicht günstig waren (es ist ja Tatsache, daß auch Nonne mit seinen Hypnosen außerhalb Hamburgs nicht dieselben Erfolge erzielte wie dort).

In den Lazaretten herrschte ein „Kommandoton", die Hysteriker hatten „Angst vor dem Nervenlazarett". Bettruhe, Packungen, Isolierungen wurden gleichzeitig unter Umständen mit angewandt. Am wichtigsten erscheint mir jedoch die nach der Beseitigung der Symptome einsetzende Arbeitsbehandlung. Es erfolgte nämlich dann die Verlegung in das Arbeitshaus, wo die Geheilten — der Ausdruck geheilt ist bei Hysterikern natürlich stets cum grano salis aufzufassen — eine Prüfungszeit durchmachten und unter ärztlicher Kontrolle blieben. Dann erst erfolgte „Beurlaubung zur Arbeit", d. h. die Geheilten kamen an Arbeitsstätten, mußten aber sofort wieder ins Lazarett, wenn sie hysterische Erscheinungen zeigten. Kam der Hysteriker zur Truppe, so mußte er bei Rückfällen stets wieder in dasselbe Lazarett. So wurde ein enges Netz gespannt und „es gab keine Möglichkeit des Entschlüpfens". Hierzu kam noch die bekannte Neurotikerkompanie.

„Die nach diesen Grundsätzen durchgeführte Hysteriebehandlung schloß sich so zu einem lückenlosen System, eine geschlossene Front gegen die Kriegshysteriker."

Ausschlaggebend für den Zweck unserer Ausführungen bleibt es nun, was durch diese Behandlungsmethodik erreicht wurde. Nun, die Erfolge sprechen durchaus dafür, daß die Methodik sich auf richtigen Grundsätzen aufgebaut hatte, denn es wurden nach Hoffmanns Angaben in dieser letzten Periode fast $100\,^0/_0$ symptomenfrei gemacht, Rückfälle kamen im Lazarett nicht vor, danach nur selten. Ende 1917 gab es im Bereiche der badischen Korps nur $3,7\,^0/_0$ neurotische Rentenempfänger, während in anderen Korps, wo die Behandlung nicht derart konsequent auf diesen Gedankengängen aufgebaut war, die Prozentzahl 8—10 betrug. Die militärische Verwendbarkeit blieb freilich auch in Baden gering. Durchaus in unserem Sinne schließt Hofmann: „Das ganze Behandlungssystem war mit gutem Grund auf den Typus des sich gegen die Heilung aktiv wehrenden Hysterikers zugeschnitten."

Wir können also aus den zweifellos glänzenden Erfolgen der Neurotikerbehandlung, die im Grunde genommen auf den hier verfochtenen Mechanismus der Hysterie zugeschnitten war, auf die Richtigkeit unserer Auffassung schließen. Es ist ja in der medizinischen Wissenschaft durchaus kein Novum, die Diagnose ex juvantibus zu stellen, aus dem Erfolg der Therapie den diagnostischen Rückschluß zu ziehen. Auf die Anwendung dieser Methode bei der Erkennung syphilitischer Leiden brauche ich ja wohl nur hinzudeuten, und man wird mir zugeben, daß solche Grundsätze vom somatischen Gebiet auch auf das psychische übertragen werden können. Es handelte sich eben — das sei nochmals ausdrücklich betont! — bei der Neurotikerbehandlung nicht allein um Suggestion und Persuasion, sondern dahinter stand drohend die Zwangs- und Abschreckungstherapie; diese allein erklärt es, warum die Erfolge in der ersten Kriegszeit relativ geringe waren, und warum jetzt nach der Revolution — wo sich aus begreiflichen politischen Gründen eine so auf Autorität und Untergebenenverhältnis zugeschnittene Behandlung und Organisation nicht mehr durchführen läßt — die Heilerfolge in den Lazaretten durchaus nicht mehr so erfreulich sind, soweit Hysteriker seitdem überhaupt noch zur Beobachtung und Behandlung erscheinen.

Soweit Hysteriker seitdem überhaupt noch zur Beobachtung und Behandlung erscheinen, sage ich, und damit kommen wir auf eine wichtige Frage, die zu unserer Betrachtung mit herangezogen werden muß: In welcher Weise haben sich die hysterischen Erscheinungen dem Verlaufe des Krieges und dem durch das Kriegsende geschaffenen Verhältnisse angepaßt, welchen Einfluß haben die kriegerischen und politischen Verhältnisse auf Entstehen und Verlauf der Erscheinungen gehabt, läßt sich auch hierbei aus dem Auftreten oder Wegbleiben der Symptome die Interessiertheit der Patienten an ihren Krankheitssymptomen wahrscheinlich machen?

Gehe ich zunächst von der Erinnerung und dem allgemeinen Eindruck aus und nehme ich dazu die mündlichen Berichte anderer Fachkollegen, so ergibt sich das Bild, daß bei Revolutionsausbruch mit dem Aufhören des strengen militärischen Zwanges, mit dem Augenblick, wo die Gefahr der Einziehung vorüber war, die noch bestehenden hysterischen Symptome bei den meisten Lazarettinsassen ohne Anwendung energischer Therapie schwanden oder weitgehend zurückgingen, daß Klagen seitens dieser Hysteriker kaum mehr vorgebracht wurden, ja, daß der dringende Wunsch nach Entlassung geäußert wurde, was man ja von Hysterikern bis dahin nur wenig gewohnt war, daß die Hysteriker also aus den Lazaretten wegdrängten, soweit sie nicht vorzogen, wie dieser oder jener andere das Lazarett ohne Erlaubnis zu verlassen. Daß diejenigen Hysteriker, die vom Kriegsgericht zur Beobachtung geschickt worden waren und ihre Symptome deutlich tendenziös entwickelt hatten, plötzlich als lachende, gesunde Menschen in die Freiheit gingen, braucht dabei wohl nicht noch besonders hervorgehoben zu werden.

Ein kurzes schlagendes Beispiel hierfür:

Fall 11. A. M., 20jähriger Kanonier (Kaufmann).

Nach seinen eigenen Angaben zur Vorgeschichte (objektive Aktenunterlagen fehlen) November 1916 eingezogen, dagegen erst im September 1917 ins Feld, April 1918 Blinddarmoperation, dann wieder nach dem Westen, doch hier Lazarettbehandlung wegen Fadenfistel. Am 28. V. 1918 Verschüttung, angeblich 8—10 Stunden unter Erdmassen gelegen, wurde dann ausgegraben, sei erst im Kriegslazarett wieder zu sich gekommen, hatte dann Zuckungen am ganzen Körper, besonders links, blieb dann mit diesen Zuckungen dauernd in Lazarettbehandlung, kam am 25. Oktober 1918 in die Klinik.

Klagen: Angstgefühle, leichte Erregbarkeit, Zucken in der linken Gesichtshälfte und in der linken Körperseite.

Befund: Kräftig, doch nicht fettreich. Keine neurasthenischen Erscheinungen. Beim Stehen leichtes Zittern in den Beinen, Zittern der vorgestreckten Hände. Bei der Unterhaltung lebhafter Tic in der linken Gesichtshälfte, wiederholt ruckartiges Zusammenfahren mit der linken Körperseite.

Diese Zittererscheinungen, das Zusammenfahren und der Tic sind vom Arzt nach der Revolution bei M. nicht mehr zu beobachten gewesen. M. brachte zwar noch dann und wann einige Klagen vor, war im übrigen aber ein begeisterter Konjunktur-Revolutionär, war eifrig als Vertrauensmann tätig und hatte hierbei das große Wort, war „Hans in allen Gassen", konnte schließlich am 30. November als völlig dienstfähig zur Truppe entlassen werden (er selbst hatte offenbar bei seiner Ankunft nach hier Entlassung als dienstunbrauchbar erwartet). Wie wir durch weitere Beobachtungen feststellen konnten, machte er etwa $\frac{1}{2}$ Jahr Dienst und war als Soldatenrat eifrig tätig, ließ sich aber dann, weil ihm die Verhältnisse nicht mehr behagten (Einrücken von Reichswehrtruppen) entlassen und ist seitdem als reisender Kaufmann tätig, ohne eine Rente erhalten zu haben oder krank zu sein. Die Tics- und Zittererscheinungen sind nicht wieder zu beobachten gewesen, lediglich anfangs wurde gesehen, daß er bei unvermuteten Geräuschen leicht zusammenzuckte.

Veröffentlichungen [1]) und Statistiken zur Frage, inwieweit sich die Zahl der hysterischen Erkrankungen in und nach dem Kriege verschoben hat, sind meines Wissens bisher nicht erschienen, exakte größere Zusammenstellungen sind wohl auch ohne Zugrundelegung von Korpsmaterial und Durchsicht der Krankenblätter nicht durchführbar und scheitern zur Zeit noch aus technischen Gründen. Hier seien nur einige wenige Zahlen angeführt, die aus unserer Klinik stammen und zunächst zeigen sollen, daß nach der Revolution, nicht nur absolut genommen, die Aufnahme nervenkranker Soldaten in das Kliniklazarett eine geringere geworden ist, sondern daß vor allem auch das prozentuale Verhältnis der aufgenommenen Hysteriker zur Gesamtkrankenzahl vom Ausbruch der Revolution an um die Hälfte gesunken ist, wenn man die (rund gerechnet) $3\frac{1}{2}$ Monate vor der Revolution mit der entsprechenden Zeitspanne nach Revolutionsbeginn vergleicht. Es wurden nämlich an Soldaten und Kriegsrentenempfängern ins Lazarett aufgenommen:

1. August bis 10. November 1918:

174 Fälle, davon 46 Hysteriker, d. h. rund 27%.

11. November 1918 bis 28. Februar 1919:

110 Fälle, davon 16 Hysteriker, d. h. rund 14%.

---

[1]) Erwähnen möchte ich hier die soeben erschienene Arbeit von Kurt Singer: „Was ists mit dem Neurotiker vom Jahre 1920?" (Med. Klin. 1920. Nr. 37), die im wesentlichen meine Ausführungen bestätigt. Auch Singers „Kriegsende und Neurosenfrage" (Neurol. Zentralbl. 1919. Nr. 10) gehört hierher.

Nehmen wir andererseits die im Kliniklazarett stattfindenden (ambulanten) Untersuchungen von Soldaten und Rentenempfängern, so zeigt sich hier ebenfalls das Sinken des Prozentsatzes und zwar hat der Revolutionsbeginn hier ebenfalls bewirkt, daß das Verhältnis der Hysterischen mit den übrigen Nervenkranken um die Hälfte gesunken ist, denn

vom 14. Juni bis 10. November 1918 wurden
120 Fälle untersucht, davon 41 Hysteriker, also 34%;
vom 11. November 1918 bis 16. April 1919 wurden
27 Fälle untersucht, davon 10 Hysteriker, also 17%.

Noch lehrreicher ist ein Zahlenvergleich aus der unserer Klinik angegliederten Poliklinik.

Hier handelt es sich um eine Sprechstunde für Zivilpatienten, in deren Rahmen aber auch während des ganzen Krieges aus Gefälligkeit für andere Kliniken und Lazarette Militärpersonen untersucht wurden. Während im Lazarett und in der Lazarettambulanz es sich aber um Soldaten und Rentenempfänger handelte, waren es hier meistens Soldaten, die in anderen Kliniken oder Lazaretten lagen und zwecks Feststellung der Diagnose nach hier geschickt wurden. Hier, wo das Interesse an Rente also weniger ausgeprägt war, wo es sich vielmehr oft nur darum handelte, ob Entlassung aus dem Heeresdienst stattfinden sollte oder nicht, resp. welcher Dienstgrad in Frage kam, sank die Prozentzahl der Hysteriker noch stärker, nämlich von 3:1. In der Poliklinik wurden untersucht:

vom 1. April bis 10. November 1918
72 Fälle, davon 7 Hysteriker, d. h. 9,7%;
vom 11. November 1918 bis 31. März 1919
31 Fälle, davon 1 Hysteriker, d. h. 3,2%.

Die Gesamthysterikerbewegung während des Krieges ergibt sich ebenfalls am besten aus den Zahlen der hier in der Poliklinik untersuchten Fälle, da hier immer die gleichen Bedingungen vorlagen, da immer die gleichen Lazarette und Truppenteile die Fälle hierher zur Beurteilung schickten, während Lazarett- und Lazarettambulanz im Verlaufe des Krieges wiederholt unter verschiedenen Bedingungen arbeiten mußten, da durch Entstehen anderer Lazarette, z. B. die Kopfschußstation, Neurosenstation, organische Station, häufig Verschiebungen in der Zusammensetzung der Krankheitstypen auftraten und die Verhältniszahlen hier von äußeren Bedingungen anderer Art abhängig waren.

Es wurden in der hiesigen Poliklinik untersucht resp. behandelt:

Zeitraum	Gesamtzahl	Davon Hysteriker	In Prozenten
1. September 1914 bis 31. März 1915	73	5 leichte Formen	7
1. April 1915 bis 31. März 1916	330	38	12
1. April 1916 bis 31. März 1917	258	39	14
1. April 1917 bis 31. März 1918	256	36	14
1. April 1918 bis 10. November 1918	72	7	9,7
11. November 1918 bis 31. März 1919	31	1	3,2

Diese Tabelle läßt sich also folgendermaßen deuten: Zunächst geht auch hieraus hervor, daß während des ersten Kriegsjahres die Hysteriker zunächst in relativ geringer Anzahl erschienen, zum Teil wohl auch noch nicht als solche erkannt wurden und in anderen Lazaretten herumlagen. Bereits im Jahre 1915/16 (wobei zu bemerken ist, daß es sich immer um das klinische Etatsjahr April bis März handelt) stieg das Verhältnis von 7 auf 12% und im nächsten Jahre auf 14%. Um diese Zeit setzte auch hier im Bereiche des IV. Armeekorps die organisierte Neurotikerbehandlung ein, wenngleich sie nicht so einheitlich und so straff durchgeführt wurde, wie im badischen Korps. Immerhin stieg die Prozentzahl zunächst nicht weiter, ja sie wurde schließlich nicht unbeträchtlich geringer (9,7%). Dann erfolgte nach der Revolution der rapide Sturz auf 3,2%, auf den oben schon hingewiesen wurde.

Was sagen nun diese Zahlenverhältnisse alles? Die Ursachen dafür, daß es jemand notwendig hatte, als Soldat sich in die Krankheit zu flüchten, waren durch die Revolution im wesentlichen beseitigt: militärischen Zwang gab es nicht mehr, der Krieg war zu Ende, Gefahren vor dem Feinde drohten nicht; jeder hatte seine Freiheit, konnte von der Truppe weglaufen, ohne daß in dem Drunter und Drüber, das damals herrschte, eine Strafverfolgung zu erwarten gewesen wäre.

Der weitere Verlauf ist der folgende: Es ist zunächst unverkennbar, daß ausgesprochen hysterische massive Störungen in so schwerer grotesker Form, wie wir sie während der Kriegsjahre häufig in den Lazaretten sahen, seitdem nur noch ganz selten in ärztliche Beobachtung gekommen sind. Wir bekommen im wesentlichen nur noch leichtere Störungen zu sehen, das, was man als hysterische „Gewöhnungen" oder „Gelegenheitshysterien" bezeichnet. Dabei zeigte sich auch, daß während der ersten Monate nach der Revolution monosymptomatische Hysterien überhaupt kaum ins Lazarett unserer Klinik aufgenommen wurden. Als sich aber dann der erste Rausch der Revolution gelegt hatte, als die Freude über die erlangte persönliche Freiheit weniger hervortrat, anderenteils der Kampf um das Dasein drohend das Seelenleben zu beschatten begann, als Sorgen um das Auskommen auftraten und es vielen schwer wurde, aus dem doch oft recht behaglichen Dahinleben beim Militär und im Lazarett sich wieder in die ernsthafte, geregelte bürgerliche Tätigkeit zurückzufinden, als es an Arbeitsstätten fehlte und es manchem angenehm erschien, noch weiter bis zur Klärung der politischen und wirtschaftlichen Verhältnisse in Lazaretten zu bleiben, oder sich zur Unterstützung eine Rente zu verschaffen, da flackerten die hysterischen Symptome da und dort wieder auf und es begannen sich allmählich wieder einige Hysteriker im Lazarett einzufinden. Meist waren es Leute, die früher einmal gezittert hatten, bei denen das Zittern in einem Neurotikerlazarett beseitigt worden war, die entlassen worden waren und bei denen dann ein „Rückfall" aufgetreten war. Im Lazarett zeigte es sich naturgemäß jetzt, daß Erschöpfungsneurasthenie und organische Verletzungen weniger zur Aufnahme kamen, weil es ja an frischen Verletzungen fehlte und die Behandlung bei den alten Fällen allmählich abgeschlossen wurde, und so überwog wieder die Hysterikerprozentzahl. Wie ich oben gezeigt habe, war sie von 27% auf 14% gefallen, sie stieg Ende 1919 wieder auf 26% und ist erst jetzt wieder außerordentlich gesunken, seit ich aus prinzipiellen Gründen mich tunlichst dagegen sträube, Hysteriker ins Lazarett zu tun und die Begutachtung meist ambulant erledige.

Nimmt man absolute Zahlen, so ist die Zahl der Hysteriker, die von seiten der Militärbehörden zur Behandlung und Begutachtung geschickt werden, um ein Vielfaches zurückgegangen, und es ist beobachtet, daß viele von den schwersten Hysterikern, obwohl begreiflicherweise Statistiken fehlen, von ihren Symptomen restlos befreit sind und wieder arbeiten. Es mögen das hauptsächlich wohl die sein, bei denen der Timor belli die Hauptrolle spielte. Ein anderer Teil, dem die Nutznießung einer Rente angenehm erscheint, oder der sich aus seiner hysterischen Erkrankung nicht mehr herausfindet, ist geblieben. Und so treten sie jetzt, vor allem aber die einmal symptomlos gewesenen Hysteriker mit Forderungen an die Versorgungsstellen heran, und Krankheitssymptome, die entweder nur andeutungsweise vorhanden oder gar ganz verschwunden waren, treten wieder hervor, wenn auch in den meisten Fällen nur vorübergehend. „Immer zittere ich nicht“, erklärt der Rentenpetent, wenn er beim Arzt zur Untersuchung erscheint, „aber wenn ich mich aufrege oder angestrengt arbeiten muß, dann kommt es wieder.“ Und so zittert der Betreffende im Verlaufe der Untersuchung manchmal gleich zu Beginn, manchmal erst nach einigen Minuten, dann wieder verschwindet das Zittern für einige Zeit, nur ganz selten sieht man einmal die schwere Form des Schütteltremors, meist aber nicht in der Sprechstunde, sondern bei Bettlern und Händlern auf der Straße, ja sogar in Cafés, wo dann der Zweck deutlich zutage tritt und erreicht wird: die Laien sehen den „bedauernswerten Schüttler“ [1], treten halb neugierig, halb entsetzt hinzu und überschütten den „Unglücklichen“ mit Geldspenden. Und damit hat dieser ja seinen Zweck erreicht, denn es scheinen hier die Zitterer, die ihr Zittern in der Öffentlichkeit ausmünzen, neuerdings wesentlich an Zahl geringer geworden zu sein, offenbar wird das Publikum abgestumpft, wohl auch etwas aufgeklärt, und es lohnt nicht mehr, sich in derart grotesker Weise zur Schau zu stellen.

Daß es sich bei diesem Fortdauern, resp. bei der Wiederkehr hysterischer Symptome im wesentlichen um Tremorerscheinungen und Gangstörungen, weniger um Haltungsanomalien, fast gar nicht um Taubheit oder Stummheit handelt, ist leicht in unserem Sinne zu verwerten, denn das vorübergehende Zittern und ein leichtes Hinken sind wesentlich weniger unbequem, als das Durchhalten der übrigen Störungen.

An dieser Stelle möchte ich auf eine Beobachtung hinweisen, die ich machen konnte und auf die literarisch noch nicht hingewiesen zu sein scheint. Das ist nämlich die Beobachtung, daß hysterische Bewegungsbeschränkungen am linken Arm verhältnismäßig häufiger sind als am rechten. Ich konnte unter 163 Fällen mit Verletzung am linken Arm 17 Hysterische feststellen (d. h. 10,4%), während unter 130 am rechten Arm sich nur 4 Hysterische befanden (d. h. 3%).

Man könnte ja aus dieser Tatsache schnell den Schluß ziehen, daß es für einen Menschen viel unbequemer ist am rechten Arm gelähmt zu sein als am linken, und daß sich deshalb die hysterischen Störungen hier viel häufiger zeigen. Ich halte es für sehr wahrscheinlich, daß dieses Moment zur Erklärung der auffälligen Zahlendifferenz mit in Frage kommt, möchte es aber einstweilen dahin-

---

[1] Daß solche Zitterkünstler — es gibt immer noch Ärzte, die das nicht glauben wollen — ganz zielbewußte Simulanten sein können, dafür sprechen jetzt wieder die „Bekenntnisse eines Zitterkünstlers“, wie sie im Hannoverschen Anzeiger vom Dienstag, den 24. August 1920 (Nr. 198) veröffentlicht worden sind.

gestellt sein lassen, ob nicht das Moment der mangelnden Aktivität und Übung hier zur Erklärung mit herangezogen werden muß. Ich glaube, daß beide Momente hierbei eine Rolle spielen und behalte mir vor, diese interessante Frage an anderer Stelle besonders zu behandeln.

Die rezidivierenden Hysteriker, um auf diese zurückzukommen, melden sich also bei den Versorgungsstellen und werden schließlich wieder zum Facharzt geschickt.

Hier zeigt sich nun fast immer das gleiche Bild; objektiv ist auf körperlichem Gebiete wenig nachzuweisen, die Beschwerden dagegen sind vielgestaltig, Kopfschmerzen und leichte Erregbarkeit werden besonders hervorgehoben. Bestehen monosymptomatische Hysterien in stärkerer Form, so ist unverkennbar, daß dem betreffenden Kranken an einer Beseitigung seiner Symptome nicht sonderlich viel gelegen ist. Gegen die vorgeschlagene Aufnahme in ein Lazarett verhalten sich die Hysteriker in der großen Anzahl ablehnend, das helfe ihnen nichts, die Verpflegung sei zu Hause besser, sie wollten nur ihre Rente. Sind sie trotzdem in ein Neurotikerlazarett gekommen, so läßt sich die während des Krieges übliche Behandlungsmethode, wie mir aus einem solchen Lazarett mitgeteilt wurde und wie auch ich selbst feststellen konnte, bei weitem nicht mehr so durchführen, wie es im Kriege üblich gewesen ist. Viele der Hysteriker verweigern Behandlung mit Hypnose und mit faradischem Strom. An Zwangsexerzieren und Internierung auf geschlossenen Stationen ist natürlich überhaupt nicht zu denken. Viele Hysteriker erklären sofort, daß sie Behandlung mit „Starkstrom“ unter keinen Umständen an sich vornehmen lassen, andere sträuben sich beim Faradisieren schon bei den leichtesten Strömen heftig und schreien wie Kinder. Kurz, soweit massive Hysterien jetzt überhaupt noch ins Lazarett zur Behandlung kommen, gelingt es im Gegensatz zur Kriegszeit viel schwerer, diese Symptome für längere Zeit zu beseitigen.

Im großen und ganzen läßt sich aber eben doch sagen, daß eigentliche hysterische Erscheinungen jetzt viel seltener zur Beobachtung kommen und dann nur in wenig ausgeprägter Form. Und das erklärt sich eben doch wohl daraus, daß Motive fürs Entstehen hysterischer Störungen jetzt nicht mehr so stark vorhanden sind, wie im Kriege selbst, d. h. die Angst vor der Front. die Abneigung gegen den militärischen Zwang kommt als treibendes Motiv nicht mehr in Frage, jetzt ist es im wesentlichen nur noch das Rentenmotiv. Und das kann in einer Zeit, wo die Arbeitslosenunterstützung eine relativ weitgehende ist, bei weitem nicht einen derartigen Einfluß haben. Wie gesagt, muß auch immer und immer wieder darauf hingewiesen werden, daß gerade diejenigen Hysteriker, welche während der Kriegszeit — offenbar aus Angstgefühlen heraus — die schwersten Formen körperlicher Hysterie gezeigt haben. jetzt nur realtiv selten zur Begutachtung kommen, daß sie also, wo das Motiv wegfällt, symptomenfrei bleiben. Es würden zu dieser Frage Untersuchungen angebracht sein — und ich bin überzeugt, daß sie in unserem Sinne ausfallen würden —, ob hysterische Erscheinungen bei Leuten wiederkehren, denen an einer Rente bei finanziellem Wohlstand nichts gelegen sein kann, denen aber die Hysterisierung eines Affekts während des Krieges zu passe kam, wo ihnen Gefahr drohte. Soweit ich die von mir nach Abschluß des Feldzuges begutachteten Fälle nachträglich übersehe, handelt es sich bei den auftretenden Rezidiven tatsächlich nur um solche, wo auf Grund der sozialen Lage ein Rentenerwerb wünschenswert erscheinen muß. Geht man bei den Untersuchungen den häuslichen Verhältnissen der Rentenpetenten nicht näher nach, oder läßt man sich durch allgemeine Phrasen abspeisen, so findet man allerdings diese Motive oft nicht so leicht, und es erweckt bei oberflächlicher Betrachtung manchmal tatsächlich den Anschein, als ob es doch für den Zitterer beispielsweise nur schädlich sein könnte, wieder zu zittern und damit Arbeit und Verdienst zu verlieren. Es ist zuzugeben, daß sich bisweilen die Motive nicht bloßlegen lassen, da man die häuslichen Verhältnisse nicht übersehen kann und daß oft erst nachträglich oder durch eine zufällige Äußerung des Untersuchten der psychologische Mechanismus klargelegt wird. Ich führe hierzu zwei Fälle an, die ich soeben für die Versorgungsstelle begutachtet habe:

Fall 12. W. K., 31 jähriger ehemaliger Gefreiter (jetziger Schachtarbeiter).

War schon im Sommer 1917 im hiesigen Lararett und zwar mit hysterischen Zitterscheinungen und hysterischen Gangstörungen. Diese sollten sich eingestellt haben, nachdem er im April 1917 durch Granateinschlag in einen Sprengtrichter geschleudert worden, bewußtlos gewesen sei und 5 Tage lang die Sprache verloren habe. Hier in der Klinik wurden durch Suggestivbehandlung mit Zuhilfenahme des faradischen Stroms die Störungen beseitigt, das Zittern kam nach einem Heimatsurlaub vorübergehend wieder, verschwand aber auch dann. Es blieb lediglich eine gewisse Empfindlichkeit gegen äußere Reize zurück, und K. wurde als symptomenfrei arbeitsverwendungsfähig für die Truppe und den Zivilberuf von hier entlassen, erhielt aber trotzdem wie so häufig vom Truppenarzt bei der erfolgenden Entlassung eine Rente von 33 $\frac{1}{3}$% zugebilligt. Nun beantragte K. am 27. Februar 1920 bei der Versorgungsstelle eine Rentenerhöhung und gab an, daß er wegen seiner im Kriege erworbenen Krankheit seine Stelle beim Schacht verloren habe. Die nach 8 Tagen stattfindende Untersuchung bei der Versorgungsstelle ergab wieder hochgradige Zittererscheinungen, die so stark wurden, daß K. auf einen Untersuchungstisch gebracht werden mußte, dabei einen breitbeinigen, stampfenden Gang. Der Arzt des Bezirkskommandos meinte, die Erwerbsbeschränkung betrage jetzt sogar 75% (!) und empfahl Beobachtung im Fachlazarett. K. erschien hier darauf am 1. Juni und jetzt zeigte sich, daß, von einem leichten Schleifen des Beines abgesehen, Zittererscheinungen und neurasthenische Erscheinungen in der Regel nicht bestanden, daß nur einmal während der Untersuchung sich ein stärkeres Zittern des ganzen Körpers entwickelte, welches aber bei psychischer Ablenkung sofort verschwand. K. mußte selbst zugeben, daß sein Zustand sich wieder gebessert habe, und nun stellte sich folgender tatsächlicher Verlauf heraus: K. hatte seit seiner Entlassung vom Militär immer gearbeitet und war nicht wegen Krankheit, sondern wegen persönlicher Verhältnisse Mitte Februar aus dem Schacht entlassen worden. Erst dann, als es ihm an Geld fehlte, haben sich die hysterischen Erscheinungen wieder eingestellt, und er hat Rentenerhöhung beantragt. Die hysterischen Erscheinungen sind aber sofort wieder zurückgegangen, seit K. seit April wieder eine Stelle im Schacht bekommen hat.

Hier handelt es sich also um einen Fall, wo man bei oberflächlicher Beurteilung leicht zur Auffassung kommen könnte, K. sei wegen seiner hysterischen Erscheinungen zur Arbeit nicht fähig gewesen, während umgekehrt die hysterischen Erscheinungen erst aufgetreten sind, nachdem K. aus ganz anderen Gründen seinen Posten verloren und, wie er selbst zugegeben hat, Geld gebraucht hat.

Ähnlich liegt der folgende

Fall 13. R. Sch., ehemaliger Soldat, 45 Jahre (Landwirt).

Einer der Fälle, die niemals ins Feuerbereich gekommen sind. War vielmehr im Dezember 1915 bei der Feldbäckerei in Südtirol tätig, erfror dabei mehrere Zehen, die im Lazarett amputiert werden mußten. Erst im Verlaufe der Lazarettbehandlung trat ein hysterisches Grimassieren und Nicken mit dem Kopf auf. Diese Erscheinungen traten jedoch von Anfang an hauptsächlich auf, wenn Sch. sich beobachtet fühlte, und verstärkten sich dann, wenn

Sch. z. B. keinen Urlaub bekam. Er wurde schließlich mit einer Rente von 15% entlassen, versuchte wiederholt eine Erhöhung der Rente zu verlangen und hat eine solche auch jetzt zusammen mit Verstümmelungszulage beantragt.

Hier in der Klinik zeigte sich, daß man es mit einem überaus kräftigen Landwirt zu tun hat, die Gesichtsfarbe gesund gerötet, der Gesichtsausdruck primitiv, fast tierisch, gorillaähnlich, auffallend große Hände mit Arbeitsschwielen. Auf körperlichem Gebiete fällt während der Untersuchung ein groteskes Grimassieren und Schütteln mit dem Kopfe auf, welches aber in Gegenwart des Arztes stärker ist als auf der Station und das auch bei lebhafter Unterhaltung ganz schwindet.

Die psychische Untersuchung ergibt im übrigen, daß es sich um einen Imbezillen handelt, der aber seine Motive plump bloßlegt. Er gibt nämlich an, daß er in seiner Landwirtschaft fast alles machen könne, auch pflüge, daß nur bei einigen wenigen Verrichtungen die Frau ihn unterstützen müsse, daß er aber jetzt Geld brauche, um sein kleines Gut baulich wieder neu herzurichten. Da er durch den Krieg schwer geschädigt sei, glaube er, daß er mehr Rente bekommen könne und dadurch das notwendige Geld erhalte.

Also hier ein Fall, wo infolge der bestehenden Imbezillität, die Motive, durch die die hysterischen Störungen unterhalten, resp. wieder hervorgerufen werden, offen zugestanden werden. Es sei noch kurz bemerkt, daß im vorigen Falle ein allmählicher Rentenabbau befürwortet wurde, in diesem Falle eine Kriegsdienstbeschädigung, soweit die hysterischen Erscheinungen in Frage kamen, überhaupt abgelehnt wurde.

Zwei Beobachtungen seien noch angefügt: Es ist auffallend, daß ich bei den frisch aus der Gefangenschaft zurückkehrenden Soldaten, die häufig in die hiesige Klinik zur Behandlung oder Begutachtung kommen, hysterische Störungen bisher nicht sehen konnte. In der Gefangenschaft selbst fehlte eben für sie, wie schon zu Anfang unserer Arbeit für die feindlichen Kriegsgefangenen ausgeführt, das Motiv für solche Störungen. Dahingestellt muß es natürlich bleiben, ob sich solche Störungen entwickeln werden, wenn für diese zurückgekehrten Gefangenen der Kampf um das Dasein auftritt. Es ist aber dann zu erwarten, daß weniger massive Störungen auftreten, d. h. weniger Affekterscheinungen hysterisiert werden, als eine unbestimmte hysterische Klaghaftigkeit auftreten wird.

Schließlich möchte ich zum Schluß aber noch auf eine sehr wesentliche, meines Erachtens noch nicht mitgeteilte Tatsache hinweisen, die ganz dafür spricht, daß eine Willens- und Wunschkomponente zur Hysterisierung von Affekten unbedingt notwendig ist: Wenn nämlich die früher oft beliebte Hysteriedefinition recht behielte, daß es sich bei der Hysterie im wesentlichen um die Umsetzung von Affekten in die körperliche Sphäre, um eingeklemmte Affekte handelt, so hätte man doch erwarten müssen, daß während des Krieges oder nach dem Kriege bei den Frauen unserer Krieger oder Gefallenen hysterische Störungen in verstärktem Maße hätten auftreten sollen. Wer Kriegerwitwen für die Kriegshilfe zu untersuchen hat, weiß, was für seelische Qualen und Sorgen gerade diese Frauen durchgemacht haben. Unterernährung und schwere neurasthenische Erscheinungen sind hier häufig zu finden, aber hysterische Störungen fehlen. In unserer Klinik wurde während der letzten 6 Jahre keine Kriegerwitwe aufgenommen, bei der sich etwa eine hysterische Psychose oder andere hysterische Erscheinungen im Anschluß an den Tod des Ehemanns entwickelt hätten. Für die Frauen, die arbeitend und schaffend für ihre Kinder in der Heimat tätig sein mußten oder gar ihres Ernährers beraubt waren, lag oder liegt eben gar kein Vorteil darin. zu zittern, gelähmt oder stumm zu sein, nicht zu hören, Erregungs- oder Dämmerzustände zu bekommen, soweit all das nicht über einen einmaligen, schnell vorübergehenden Affekt hinausgeht.

Klar müssen wir uns jetzt über folgendes sein: Bei allem bisher zur Beweisführung Angeführten handelt es sich in der Hauptsache um Massenerfahrungen, es ist ein kollektivpsychologisches Vorgehen, das uns hier vorwärts geführt hat, nur aus der Summe der Beobachtungen, nicht aus der Einzelbeobachtung können wir den Schluß ziehen, daß Wille und Wunsch zur Krankheit ein Wesentliches in der Mechanik der Hysterie darstellen. Ein solches massenpsychologisches Verfahren dürfte erkenntnistheoretisch durchaus unanfechtbar sein, und ich möchte auch hier darauf hinweisen, daß wir in der inneren Medizin, bezüglich in der Neurologie, auf analoge Weise einmal vorwärts gekommen sind, als es sich nämlich — vor Entdeckung der Wassermannschen Reaktion — darum handelte, zu erweisen, ob die Syphilis für die Ätiologie der Tabes verantwortlich gemacht werden könnte. Auch damals blieben viele Einzelfälle, in denen diese Annahme unwahrscheinlich schien, oder bei denen sich eine durchgemachte Syphilis nicht nachweisen ließ. Die Summe der Erfahrungen berechtigte jedoch Erb, Syphilis als Conditio sine qua non anzunehmen. Und die Serologie hat ihm später recht gegeben.

Auch bei der Psychologie unserer Kriegshysteriker können wir im Einzelfalle die Richtigkeit unserer Anschauungen nicht immer beweisen, wenn auch anderenteils der Beweis der Unrichtigkeit unserer Anschauungen sicher nicht gebracht werden kann. In der Beurteilung des Einzelfalles spielt immer noch das Gefühlsmäßige, das Intuitive eine größere Rolle als das Exakte. Der Nachweis des Motivs im Einzelfalle scheitert noch immer daran, daß die charakterologische Psychologie, speziell die psychiatrische Charakterkunde in ihren Kinderschuhen steckt, ja man kann wohl sagen, methodisch noch gar nicht ausgebildet ist (die Bedeutung der vorhandenen wertvollen Ansätze verkenne ich natürlich nicht). Für den Pyschologen bleibt es das erstrebenswerte, ideale Ziel, auch im Einzelfalle individualpsychologisch die Motive, die Wurzeln der hysterischen Phänomene bloßzulegen. Die Psychoanalytiker betrachten dies ja als ihre Domäne. Obwohl die Auffassung der psychoanalytischen Schulen vom Wesen der Hysterie durchaus in unserer Richtung tendiert (Flucht in die Krankheit), so kann ich doch — soweit mir Literatur zugänglich ist — nicht ersehen, daß die Psychoanalytiker durch ihre Methoden an Einzelfällen den Willen und Wunsch zur Krankheit beweiskräftig gemacht hätten. Es ist zweifellos zuzugeben, daß sich während des Krieges bei den Fachpsychiatern und Fachneurologen mehr oder weniger bewußt in der Auffassung der Kriegsneurosen eine gewisse Annäherung an die Psychoanalytiker vollzogen hat, während Freud[1]) andererseits zugibt, daß der Teil der psychoanalytischen Lehre, wonach die Neurose aus dem Konflikt zwischen dem Ich und dem von ihm verstoßenen Sexualtrieben hervorgehe, an den Kriegsneurosen noch nicht erwiesen sei. „Die Arbeiten, die das erweisen könnten, sind noch nicht angestellt worden. Vielleicht sind die Kriegsneurosen ein für diesen Nachweis überhaupt ungeeignetes Material." Auch Stern[2]) hält das militärische Material für die

---

[1]) Freud, Einleitung zur internationalen psychoanalytischen Bibliothek Nr. 1.
[2]) Stern, Die psychoanalytische Behandlung der Hysterie im Lazarett. Psych.-neurol. Wochenschr. 1916. Nr. 1/2.

psychoanalytische Behandlung für nicht sehr geeignet und Abraham[1] muß zugeben, daß es bezüglich der Behandlung noch nicht festgestellt sei, ob die Psychoanalyse nachhaltiger wirke als das Kaufmannsche Verfahren. Jedenfalls, das muß objektiverweise zugestanden werden, sollte den Psychoanalytikern erst am Ende des Krieges Gelegenheit gegeben werden, in größerem Stile an Kriegshysterien diagnostisch und therapeutisch psychoanalytisch vorzugehen. Der Kriegsausgang verhinderte die Ausführung der Pläne, und so können wir auch von der psychoanalytischen Schule genügende individualpsychologische Untersuchungen, die in unserem Sinne beweisführend wären, nicht verlangen und nicht erwarten, ganz abgesehen von der Frage, wie wir uns kritisch zur Art der Beweisführung bei den Psychoanalytikern stellen.

Eine andere Art der individualpsychologischen Beweisführung könnte man vielleicht aus Assoziationsversuchen erwarten, wie sie Engelen und Rangette[2] wiederholt angestellt und veröffentlicht haben. Hier liegt zweifellos ein Weg vor, der weiter ausgebildet zu werden verdient. Vorläufig sind die Resultate noch wenig beweiskräftig, das Verfahren ist, wie viele experimentell-psychologische Methoden, von vielen Fehlerquellen abhängig und wohl auch etwas plump. „Man fühlt die Absicht, und man wird verstimmt!" Man darf ja nicht vergessen, daß es beim Hysteriker in der Regel am guten Willen fehlt, daß er sich dem Arzte gegenüber meist in einer Abwehrstellung befindet und daß für ihn ganz besonders das Wort Talleyrands gilt: „Die Sprache ist dem Menschen gegeben, um seine Gedanken zu verbergen." Wennschon ich zugebe, daß dieses Gedankenverbergen sich bisweilen in verdächtig langen Pausen oder verdächtigen Reaktionsworten kundgibt, so darf doch auch nie vergessen werden, daß diese Versuche von dem Patienten ein gewisses intellektuelles Niveau verlangen und vor allen Dingen auch, wenigstens bis zu einem gewissen Grade, den guten Willen. Jedenfalls sind die Assoziationsversuche an Kriegshysterikern vorläufig für unsere Zwecke als beweiskräftig noch nicht mit heranzuziehen.

Auch sonst läßt sich individualpsychologisch bisher noch nicht viel Beweiskräftiges für unsere Anschauung vorbringen. Das erstrebenswerte Ziel, welches der charakterologischen Forschungsrichtung in der Psychiatrie vorbehalten bleibt, ist ja das, aus den verschiedenen Ausdrucksphänomenen, also nicht nur aus den sprachlich geäußerten Gedanken (die bisher fast ausschließlich zur psychiatrischen Diagnostik herangezogen werden!), sondern auch aus Schrift, Haltung, vor allem Mimik („das Auge ist der Spiegel der Seele", wie das Sprichwort sagt), Gedanken und Gefühle genetisch zu verstehen, die hysterischen Erscheinungen aus der Charakteranlage heraus zu entwickeln, die Persönlichkeit zu analysieren und aus der Persönlichkeit zu begreifen, wie sie zu ihren Krankheitssymptomen steht, aus der Persönlichkeit und ihrer habituellen Reaktionsweise Konflikten gegenüber diagnostisch schließen zu können, daß eine bei ihr auftretende Krankheitserscheinung hysterisch in dem Sinne ist, wie ich „hysterisch" auffasse. Hier stehen wir eben noch am Anfange, arbeiten mehr künstlerisch seherhaft, können wohl empfinden und begreifen, aber unsere Erkenntnis

---

[1] Abraham, Referat auf dem psychoanalytischen Kongreß in Budapest 1918. (Internationale psychoanalytische Bibliothek Nr. 1.)

[2] Engelen und Rangette, Neue Forschungswege bei traumatischer Neurose. Berlin 1919.

schwer oder gar nicht anderen mitteilen, anderen begreiflich machen. Bisher sind wir in dieser Beziehung nicht viel über den Streit hinausgekommen, ob, wie Hoche sagt, jeder Feldzugsteilnehmer bei entsprechenden Erlebnissen hysteriefähig ist, d. h., ob man, wie Nonne, mehr die Art der Schädlichkeit bei der Auslösung hysterischer Störungen bewerten soll, oder ob man mit Gaupp die Kriegsneurotiker ab ovo für Neuro- und Psychopathen halten soll, wobei die Erschütterung nur das auslösende Moment darstellt und mit Bonhoeffer sagen soll: „Die psychogene Auslösbarkeit eines psychopathologischen Zustandes ist ein Kriterium der degenerativen Anlage." Es gehören hierzu die statistischen Untersuchungen, welche Bevölkerungstypen für hysterische Störungen in stärkerem Maße in Betracht kommen, welche militärische Kategorien hysterisch anfälliger sind [1]), aber all das, was übrigens im wesentlichen nur zu dem Ergebnis geführt hat, daß primitiver geartete Menschen eher zu hysterischen Reaktionen neigen als kulturell hochstehende oder doch wenigstens zu den massiveren Formen, ist doch eben wieder massenpsychologische Arbeit. Die charaktero-logisch-individualpsychologische Betrachtungsweise der Hysteriemechanik ist unser Ziel, sie kann aber vorläufig zum Zwecke unserer Beweisführung mangels genügend ausgebildeter Methodik noch nicht mit herangezogen werden. Es wird ihre Aufgabe sein, die massenpsychologischen Ergebnisse zu überprüfen und, wie ich hoffe, zu bestätigen.

Somit habe ich den ersten Teil meiner Darstellung zu Ende geführt, den Teil also, der das Beweismaterial dafür zusammentragen sollte: Eine Grundbedingung für das Entstehen und das Bestehenbleiben hysterischer Kriegsstörungen ist die, daß die Erkrankten mit ihrem Wunsche, ihrem Interesse an diesen Störungen beteiligt sind, vorsichtiger ausgedrückt, mindestens einmal daran beteiligt gewesen sein müssen. Wir haben in diesem Teil also gesehen, daß — so wie bei den Friedenshysterien — dieser Beweis vorläufig noch bei weitem nicht an jedem einzelnen Falle, durchaus nicht individualpsychologisch erbracht wwerden kann, so wenig andererseits die Individualpsychologie Gegengründe vorzubringen vermag, wir haben vielmehr gesehen, daß die Massenpsychologie herangezogen werden muß. Und die massenpsychologischen Erfahrungen können eben nur in unserem Sinne gedeutet werden. Das heißt, einmal war es die verblüffende, allerseits bestätigte Beobachtung, daß es unter den Kriegsgefangenen trotz der schweren durchgemachten Strapazen und Erschütterungen eine Kriegshysterie praktisch nicht gibt, weiter die Tatsache, daß die hysterischen Störungen in ihrem Stärkegrade umgekehrt proportional sind der Schwere einer etwa daneben bestehenden organischen Erkrankung (d. h. bei ernsten organischen Erkrankungen fehlen in der Regel ernstliche hysterische Störungen), die Tatsache, daß sich das Auftreten kriegshysterischer Störungen in auffälliger Weise dem für das Individuum günstigen

---

[1]) Vgl. hierzu u. a. Jolly, Kriegshysterie und Beruf. Arch. f. Psych. 59 (2/3), 873. Büscher, Über psychogene Störungen bei Kriegsteilnehmern. Arch. f. Psych. 65 (3), 849. Jolowicz, Statistik über 5455 organische und funktionelle Nervenerkrankungen im Kriege. Zeitschr. f. d. ges. Neurol. u. Psych. 52.

Situationen anpaßt und in Schwere und zeitlichem Verlauf durchaus nicht in Parallele zu schweren Gemütserschütterungen und Erschöpfungen gesetzt werden kann und schließlich die Beobachtung, daß bei unseren Kriegerfrauen und Kriegerwitwen hysterische Störungen ebenso selten beobachtet worden sind wie bei den Zivilbewohnern in einem schwerer Beschießung ausgesetzten Operationsgebiet. Möge man gegen diesen und jenen einzelnen Punkt auch Einwände erheben, die Gesamtheit aller dieser Tatsachen wirkt doch so wuchtig, daß ihr eine Beweiskraft zukommt, zumal — wie gesagt — ernstliche Gegengründe gegen diese Auffassung nicht vorgebracht worden sind.

Zweiter Teil.

In unseren bisherigen Darlegungen mußten wir wiederholt schon auf Friedensverhältnisse Bezug nehmen, die hysterischen Störungen der Friedenszeit streifen. Es erhebt sich nun nach all dem Ausgeführten als selbstverständlich die Frage, inwieweit die im Kriege gemachten Erfahrungen auf die Friedensfälle, auf das Vorkommen hysterischer Störungen im Zivilleben angewendet werden können, d. h. mit anderen Worten: Gilt auch für alle anderen Formen der Hysterie, also solche, die nicht im Rahmen des militärischen Betriebes vorkommen, der Grundsatz, daß solche Störungen unmöglich sind, wenn sie nicht durch das Interesse des Betroffenen unterhalten werden. Ich habe schon zu Beginn auf die allgemeine ärztliche Erkenntnis hingewiesen, daß der Krieg prinzipiell neue Erkrankungen uns nicht gebracht hat, und man kann deshalb wohl nicht daran zweifeln, daß unsere aus den Kriegserfahrungen geschöpfte Erkenntnis auch hier Geltung haben wird. Die Formen der Hysterie sind ja im Krieg und Frieden im wesentlichen die gleichen, wennschon bestimmte Ausdruckssymptome bei der Hysterie des Soldaten häufiger vorkommen als bei den Hysterien, wie wir sie sonst sehen, was eben offenbar mit der Situation zusammenhängt, in der diese Symptome, die doch der Ausdruck eines Affektes sind, geboren werden. Der Unterschied zwischen beiden kann lediglich der sein, daß eben bei den hysterischen Erscheinungen der Soldaten infolge der Einförmigkeit der Situationen und der Zielstrebungen die psychologische Verkettung mehr auf der Hand liegt als im komplizierteren bürgerlichen Leben. Gewiß gibt es auch hier drastischere Fälle, z. B. bei gewissen Unfallneurosen, bei den eingangs erwähnten Haftpsychosen, bei bestimmten Situationshysterien. Aber es bleibt doch hier eine noch größere Anzahl hysterischer Störungen übrig, bei denen sich ein Motiv nicht nur schwer nachweisen, sondern auch schwer vermuten läßt. Es sind dies die Fälle, wo Zweifler immer und immer wieder sagen, sie könnten nicht annehmen, daß für diese und jene hysterische Störung irgend ein Zweck vorliegen könnte, denn es wäre bei der betreffenden Person so gar nichts davon zu finden, und man könnte sich so gar nicht erklären, welchen Nutzen z. B. die betreffende Kranke davon haben solle, daß sie wöchentlich einen Krampfanfall bekomme, oder aber nun schon seit Monaten gelähmt im Bett liege.

Demgegenüber ist immer und immer wieder folgendes zu betonen: Zunächst gibt es — das ist Binsenwahrheit — eine Unmenge Handlungen, ja es sind die meisten unserer Handlungen, die wir verrichten, ohne uns im Augenblick über den Zweck dieser Handlungen klar zu sein, ja ohne uns oft auch nachträglich auf Befragen Rechenschaft darüber abgeben zu können; und doch haben diese Handlungen einen bestimmten Zweck, wennschon er nicht rationell zu sein braucht. Man kann z. B., ohne sich selbst recht klar darüber zu sein, bei einem Gang durch die Stadt instinktiv eine Straße meiden, weil man dort einmal eine unsympathische Person getroffen hat, der wieder zu begegnen einem unangenehm ist. Man kann sich Körperhaltungen angewöhnen aus Gründen, die einem selbst nicht mehr klar sind, vielleicht niemals klar waren und doch ursprünglich aus Zweckmäßigkeitsgründen entstanden. Vor allem merke man sich aber folgendes: Man kann sich die Liebhabereien, die Wünsche und die Ziele eines Menschen, von denen er beherrscht wird, gar nicht verschiedenartig genug vorstellen. Es sind Wünsche darunter, die jeder von uns hat, die er sich schämen wird auszusprechen, nicht, weil sie unmoralisch wären, sondern weil sie weitab von der Heerstraße des Gewöhnlichen liegen, weil sie zum kostbarsten, keuschesten Besitz der Persönlichkeit gehören oder aber etwas Absonderliches an sich haben. Es sind Wünsche, die die meisten anderen Menschen nicht recht begreifen, über die sie spötteln würden, Wünsche, durch deren Erfüllung man sich beglückt glaubt, nach deren Erfüllung man strebt, oft unter Anstrengungen, die für den rationell Denkenden wirklich dem schließlichen Ziele in keiner Weise äqual erscheinen. Nehmen wir ein ganz einfaches Beispiel: Ein Bibliophil hat sich in den Kopf gesetzt, irgend ein kleines unscheinbares Bändchen, was in seiner Bibliothek noch fehlt, und dessen tatsächlicher Wert, objektiv betrachtet, auch für ihn nur ein geringer ist, zu erstehen. Er setzt alles daran, dieses Buch zu bekommen, er vergeudet Geld für Kataloge, reist in andere Städte, obwohl er selbst nicht gerade vermögend ist, um die Buchhandlungen zu durchstöbern, versetzt vielleicht wertvolleren Besitz, den er hat, nur um sich Geld zur Erlangung gerade dieses Bändchens zu verschaffen. Er erhält es schließlich, nach großen zeitlichen und pekuniären Opfern, die nicht im geringsten Verhältnis zu dem Erreichten stehen. Dieses ist ein so einfacher Vorgang, den man im praktischen Leben immer und immer wieder findet!

Und die Quintessenz davon: Man wende diese Beobachtung auch auf die Hysterielehre an, wundere sich nicht, wenn man Motive für die hysterischen Störungen einmal nicht auffinden kann, besonders dann nicht, wenn man als Arzt den Patienten erst in seiner Krankheit kennen gelernt hat und in die charakterologische Entwicklung und das Lebensmilieu nicht genügend Einblick hat. Und man denke immer daran, daß das schließliche Ziel, was der Hysteriker mit seiner oft recht schweren Störung erreichen will, im Vergleich zu dieser Störung doch ein lächerlich bescheidenes sein kann, daß die Situation, der Konflikt, dem er sich entziehen will, für die meisten seiner Mitmenschen mit robusterem Denken eben keinen Konflikt bedeutet, so daß man sich schließlich, wenn man das Motiv findet, sagen muß: „Tant de bruit pour une omelette!" Man erkläre also nicht, wenn die hysterische Störung eine schwere ist und man den Zweck der Krankheit nicht finden kann: „Hier liegt kein Zweck vor!", sondern bescheide sich und denke an das Ergebnis, welches der Krieg uns gebracht hat. Es kann meines Erachtens gar keinem Zweifel unterliegen, daß die Erfahrungen, die wir an den Kriegshysterien gemacht haben, durchaus auch für die Friedenshysterien angewendet werden müssen, daß es sich, wie ja auch schon

von einzelnen Seiten im Frieden anerkannt wurde, bei der Hysterie um eine
„Flucht in die Krankheit" handelt, daß es sich um eine „psychische Reaktionsweise auf unangenehme Situationen handelt, die nicht ertragen werden
wollen und vor denen man in die Krankheit flüchtet oder in dieselbe gedrängt
wird".

Dritter Teil.

Wenn mir nun aber auch bewiesen zu sein scheint, daß die Willensrichtung, der Wunsch krank zu sein, die Absicht, mit der Krankheit
etwas zu profitieren, das Wesentliche desjenigen Krankheitsbildes aus-
machen, was man bisher als Hysterie bezeichnet hat, so kann man sich als
forschender und verstehender Psychologe mit der Feststellung dieser Tatsache
doch nicht begnügen, ja die Art der Feststellung hat sogar etwas Un-
befriedigendes an sich, da sie eben auf Umwegen, weniger psychologisch-indi-
vidualistisch erfolgt. Es kann uns, wie ein Forscher, auf den wir gleich zu
sprechen kommen werden, sich ausgedrückt hat, nicht nur darauf ankommen,
daß der Hysteriker bei den Geschäften seiner Krankheit irgendwie mit seinem
Willen als stiller Teilhaber mit im Spiele ist, es kommt uns vielmehr vor allem
auf das „Wie" dieser Mitbeteiligung an, d. h. wir müssen festzustellen versuchen,
in welcher Weise der Krankheitswunsch mit den Krankheitssymptomen verankert ist, warum und auf welche Weise er sich bestimmter
Symptome bedient, wie diese Symptome entstehen usw. Es ist ja gerade das
der Punkt, weswegen immer wieder Zweifel geäußert wurden, daß der Wunschfaktor das Wesentliche an der Hysterie sei.

Es gibt noch jetzt sehr viele Ärzte, die nicht zugeben wollen, daß jemand,
der am ganzen Körper heftig zittert, irgendwie mit seinem Willen daran beteiligt
sein könne, weil sie sich — fälschlich — sagen, daß man unmöglich absichtlich für
längere Zeit derart zittern könne wie es der Hysteriker tut. Zweifellos sind aber
diese Bedenken nicht stichhaltig, denn einmal gibt es eine kleine, begrenzte
Anzahl von Menschen, die zu Zittererscheinungen disponiert sind und sie gelegentlich auch kaltblütig zu gelegener Zeit zielbewußt hervorrufen können (vgl. die
Selbstberichte, wie sie R. Hirschfeld veröffentlichte)[1]), andererseits habe ich
aber schon in meiner Arbeit über die „Zweckreaktion" darauf hingewiesen,
daß es sich bei derartigen Erscheinungen ja meist darum handelt, einen Affekt-
ausdruck, an dem man sozusagen gelitten hat, künstlich wieder hervorzurufen.
Und ich habe dabei als Beispiel auf eine Selbstbeobachtung hingewiesen, nämlich
auf die Tatsache, daß mancher kurze Zeit, nachdem er in kaltes Wasser gesprungen
ist und mit den Zähnen geklappert hat, dieses Zähnenklappern absichtlich
immer wieder hervorrufen kann, während er sonst nicht dazu imstande ist.
Übertragen auf die Kriegshysterie würde das also heißen, daß jemand, der vor
Schreck kurze Zeit gezittert hat, in der Folgezeit leichter imstande ist, durch
die — bildlich ausgedrückt — ausgeschliffenen Bahnen dieses Zittern wieder
hervorzubringen, und zwar absichtlich wieder hervorzubringen, als jemand,
der noch nie gezittert hat. Das gleiche würde natürlich für alle monosympto-
matischen Erscheinungen gelten, die aus einer Affektreaktion hervorgegangen

---

[1]) Sitzung der Berl. Gesellsch. f. Psych. u. Nervenheilk. Referat. Zeitschr. f. d. ges.
Neurol. u. Psych. **15**, 76. 1917.

sind, also z. B. die Unfähigkeit zu gehen (die Beine versagen), die schlaffe Lähmung (gelähmt vor Schreck), die Stummheit (sprechlos vor Schreck) usw.

Chronologisch gestaltet sich die Sachlage dann meistens so, daß der Feldsoldat zunächst zittert, ohne wohl ein bestimmtes Motiv dabei zu haben, lediglich infolge Schreck oder aus dem Angstgefühl heraus, wobei ein phylogenetisches Moment die Hauptrolle spielt. Normalerweise geht dies Zittern dann (es betrifft ja zweifellos auch vollwertige Menschen) wieder zurück, wenn die Aufregungen oder die Gefahr oder das erste Entsetzen vorüber sind. Anders, wenn der Wunschfaktor, dessen der Betreffende sich durchaus nicht klar bewußt zu sein braucht, hinzutritt und die erwähnten Erscheinungen, die zunächst lediglich Ausdrucks-, Reflexerscheinungen waren, zu hysterischen macht, d. h. sie tendenziös im ontogenetischen Sinne gestaltet. Entweder bleibt dann diese hysterische Erscheinung bestehen, oder aber sie liegt in Bereitschaft, d. h. sie ist für den Betreffenden ohne Mühe erreichbar und wird immer, wenn es dem Betreffenden gut scheint, hervorgeholt, er zittert dann z. B. wieder, wenn er zurück ins Feld soll, er zittert, wenn er Rente haben will und sich dem Arzt vorstellt, er zittert, wenn er mit anderen in Streit gerät und sich hier als den bemitleidenswerten Kranken zeigen will, d. h. also die hysterischen Erscheinungen, die uns so krankhaft, nicht künstlich produzierbar erscheinen, entstehen einmal unter Benutzung schon dagewesener Affektreaktionen, zum anderen spielt bei Leuten, die dazu disponiert sind — das ist der wesentlich kleinere Teil! —, der Nachahmungstrieb eine Rolle, wobei aber wissenschaftlich durch exakte Untersuchungen immer noch festzustellen wäre, ob nicht solche Leute, die — wie die Hirschfeldschen Fälle — sich in den Lazaretten durch Nachahmung das Zittern angeeignet haben, doch schon einige Male ohne besonderes Motiv in ähnlicher Weise gezittert haben, so daß also auch hier das Zittern in Bereitschaft lag.

Darum, daß für alle hysterischen Störungen eine gewisse Bereitschaft, d. h. eine leichte Reflexerregbarkeit notwendig ist, kommt man kaum herum und es ist nun das unbestreitbare Verdienst Ernst Kretschmers, die Ideen, die zum Teil zweifellos vereinzelt schon ausgesprochen waren, von sich aus neu vorgebracht zu haben, vor allem aber, und das erscheint mir das wesentlichste Verdienst dieses Forschers, bewußt klar herausgestellt und in ein System gebracht zu haben, welches für die weitere Forschung in der Hysterielehre richtunggebend sein muß und bei aller Neigung zum Schematisieren und zum Gebrauch von Vergleichen doch meines Erachtens das Wertvollste darstellt, was im Krieg über die Hysterie geschrieben worden ist. Jede Arbeit, die also zur zeit auf die Kriegshysterie und das Wesen der Hysterie überhaupt eingehen will, muß die Gedankengänge Kretschmers berücksichtigen und da nach meinem Empfinden bisher in der Literatur noch recht wenig hierauf eingegangen worden ist, und vor allem praktisch noch recht wenig auf den Ideen Kretschmers gefußt wird, so erscheint es mir in dieser zusammenfassenden Arbeit unbedingt notwendig, auf seine Ideen referierend näher einzugehen.

Kretschmer hatte schon im Jahre 1917 zwischen „hysterischer Erkrankung und hysterischer Gewöhnung" [1]) unterschieden, als dann im Jahre 1918 seine Arbeit über „Die Gesetze der willkürlichen Reflexverstärkung in ihrer Bedeutung

---

[1]) Zeitschr. f. d. ges. Neurol. u. Psych. **37**.

für das Hysterie- und Simulationsproblem" [1]) erschien. Da es diese Arbeit nach meiner Auffassung vor allem ist, die an die oben erwähnten Gesichtspunkte anknüpft, so sei hier auf diese eingegangen, wobei ich in der folgenden Darstellung Kretschmer zum Teil wörtlich zitiere.

Als Ausgangspunkt für seine Deduktionen dient Kretschmer die Tatsache, daß der Patellarreflex besonders verstärkt eintritt, wenn zu diesem Vorgang eine leichte willkürliche Quadrizepsinnervation hinzutritt und er stellt im Anschluß an diesen Versuch folgende Gesetze auf:

„1. Eine unterschwellig gereizte Reflexbahn kann durch Hinzuströmen eines Willensimpulses von ganz bestimmter Art in Gang gebracht werden, bzw. ein automatisch in Gang gebrachter Reflex durch solchen Impuls erhalten und verstärkt werden.

2. Die so entstehende Bewegung hat die echte Reflexform und zeigt keine Spuren der in sie eingegangenen Willkürbewegung.

3. Reflexverstärkend wirken vor allem Willensreize, die schwach und nur auf diffuse Hypertonisierung des motorischen Reflexgebietes gerichtet sind.

4. Die subjektive Wahrnehmung ihrer Willkürlichkeit durch den Wollenden verschleiert sich durch einen psychologischen Konkurrenzvorgang innerhalb der mit dem motorischen Ablauf verbundenen Empfindungsfolge.

5. Kräftige Willensimpulse mit bestimmt im Sinne des Reflexes intendiertem Bewegungsziel führen dagegen sehr leicht zur Zerstörung des Reflexablaufs und können ihrerseits von dem sie durchkreuzenden Reflexvorgang erschwert werden."

Diese aufgestellten Gesetze überträgt nun Kretschmer auf die Erscheinungen der Hysterie, mit anderen Worten, er geht zur Erklärung vom Neurologischen aus. Analog dem Patellarreflex setzt er den akuten Affektreflex, wie er unter bestimmten starken Einwirkungen im Felde massenweise entsteht (der Schütteltremor), um in Ruhe nach einigen Stunden wieder abzuklingen. Aus dieser Masse akuter Zitterer entstehen dann einzelne, der später chronischen Hysteriker derart, daß — analog der willkürlichen Spannung der Quadrizepssehne — in dem Zeitraum, wo der einfache akute Affektreflex an sich „unterschwellig" zu werden beginnt, ihm vom Patienten zur Unterstützung ein leichter Willensimpuls zugeleitet wird. Allmählich wird dann nach dem Gesetz der Einschleifung der Zitterreflex in die chronische Reflexform übergeleitet, wo er von der bestimmten Willensunterstützung wieder unabhängiger wird, es werden also drei Phasen unterschieden, nämlich

    1. die des akuten Affektreflexes,

    2. die der willkürlichen Reflexverstärkung,

    3. das Stadium der chronischen Reflexeinschleifung.

Dabei soll aber die Krankheitsintensität so verlaufen, daß sie nach dem initialen Höhepunkt zu einer tiefen Remission mit leichter willkürlicher Zugänglichkeit absinkt, um dann in progressivem Anstieg wieder reflektorische Hartnäckigkeit zu gewinnen. In dem zweiten Stadium muß sich der Zitterer der Mitschuld an dem Fortbestehen des Schütteltremors bewußt sein und ihn bei entsprechender Einwirkung direkt beseitigen können, andererseits (vgl. das Gesetz Nr. 4) verschleiert sich die Tatsache dieser Mitschuld vor dem eigenen

---

[1]) Zeitschr. f. d. ges. Psych. u. Neurol. 41.

Blick. In dem dritten Stadium sollen sich dann die Beziehungen zwischen Persönlichkeit und Zittervorgang unter dem umbildenden Einfluß der Zeit noch weiter verschieben und es greift diejenige seelische Einstellung Platz, die Kretschmer als „Objektivierung" des willkürlich verstärkten Reflexvorganges zur hysterischen Krankheit bezeichnet, wobei er aber betont, daß der Hauptteil der alten Zitterer von dieser vollkommenen Objektivierung recht weit entfernt ist.

Im Gegensatz zu der herkömmlichen Anschauung, daß der hysterische Schütteltremor — es wird gerade der Tremor von Kretschmer als besonders instruktiv immer wieder als Beispiel gewählt! — als eine Krankheit oder Pseudokrankheit, jedenfalls aber als etwas von Anfang bis zu Ende Homogenes anzusehen ist, muß jetzt der Tremor in seinen Verlaufsphasen als etwas Verschiedenes angesehen werden, nämlich in der ersten Phase als ein Reflex, in der zweiten als Aggravation, in der dritten als eine Art Krankheit.

Kretschmer geht hiernach den Einzelheiten der Symptomatik des dritten Stadiums nach und weist darauf hin, daß in diesem Stadium — er bleibt zunächst immer noch beim Schütteltremor stehen — eine ziemlich typische Symptomentrias vorhanden sei, die einesteils aus dem Schütteltremor selbst bestehe, ferner aber sich aus dem Pseudospasmus der entsprechenden Muskulatur und aus einer bestimmten Form psychischer Übererrregbarkeit zusammensetze.

Der Pseudospasmus der dritten Phase wird dabei genetisch als der Abkömmling desjenigen Vorgangs der zweiten Phase betrachtet, der als die willkürliche Hypertonisierung des Reflexgebietes bezeichnet wurde, d. h. er wird aus dem direkten Willensanteil abgeleitet, den der Patient dem unterschwelligen Reflexvorgang zu seiner Unterstützung zufließen ließ. Es wird dabei besonders auf die Hirschfeldsche Behandlungsmethode [1]) hingewiesen, wobei die Beseitigung des Pseudospasmus zum Grundprinzip der Therapie gemacht wird. Und ich meinesteils möchte in diesem Zusammenhang darauf hinweisen, daß Anton schon vor dem Kriege immer wieder auf diesem Pseudospasmus bei übertreibenden Rentenpetenten hingewiesen hat.

Der ärztlich allein logische und empirisch geübte Handlungsweg sei also zunächst der, daß man zuerst durch Aufhebung der willkürlichen Muskelspannung den Schütteltremor beseitige, sodann vermittels dieses Augenblickserfolgs sofort die Objektivierung behebe. Dann erst, nachdem sowohl die periphere Muskulatur, wie der Wille des Patienten richtig eingestellt sei, gehe man dazu über, ihm an Stelle der falschen, diffusen Muskelspannung, die nach dem Experiment reflexbegünstigend wirkt, die reflexhemmenden, kräftigen Zweckbewegungen durch strammes Exerzieren einzuüben. Es handle sich also bei der üblichen Behandlung in Wirklichkeit um eine wohl erkennbare Reihe durchaus sinnvoller, pädagogischer Einzelakte, neben denen das im engeren Sinne „Suggestive" in bescheidene Hilfsrolle zurücksinke. Man verstehe danach auch die Schwierigkeiten, die der Beseitigung eines echten, eingewurzelten Schütteltremors auf dem direkten Willensweg von der Seite des Patienten her entgegenstehen. Es wird auf die Fälle hingewiesen, wo der Patient eben zuletzt auf die hilfreiche Hand des Arztes angewiesen ist (wo er sich also, wie ich oben

---

[1]) Hirschfeld, Zur Behandlung im Kriege erworbener Zustände, insbesondere von Sprachstörungen. Zeitschr. f. d. ges. Neurol. u. Psych. **34** (3/4). 195.

sagte, einfach nicht wieder allein aus seiner Krankheit herauszufinden vermag!),
auf die Hand des Arztes, die ihn durch die kompliziertere, sogenannte Suggestivbehandlung den verschlungenen Weg zurückführt, den er kam. Und in solchen
Fällen habe man bei milderer moralischer Anschauungsweise schon das Recht,
von einer Krankheit, einer hysterischen Erkrankung zu sprechen.

Es wird dann auf das dritte Symptom des dritten Stadiums eingegangen,
auf die psychische Übererregbarkeit. In einem kleineren Teil der Fälle,
so wird fortgefahren, bleibt der unterschwellige Zitterreflex — der bei-
spielshalber aus einem manifesten akuten Schreckzittern hervorgewachsen ist —
auch weiterhin rein reflektorisch bestehen, ohne alles Zutun des Patienten,
nämlich bei den habituell erregten Nervösen, die von Haus aus eine
niedrige Zitterreflexschwelle haben, ferner aber bei solchen Individuen, bei
denen schwere Erschöpfung oder schwerste Affekterschütterung nachhaltigere
Störungen des seelischen Gleichgewichts hervorgebracht haben. Nach Kretschmer habe der Tremor hier so viel Affektivreflektorisches, daß er in seinem
Krankheitswert einem nervösen Spontansymptom nahe komme und es könne
hier der Willenszufluß dem Patienten kaum moralisch zugerechnet werden,
weil die ganze Psyche und somit auch das Willensinstrument der Persönlichkeit sich in Unordnung befinde. Für den Zweck unserer Arbeit möchte ich hier
als wichtig hervorheben, daß auch in solchen Fällen Kretschmer von einem
Willenszufluß spricht, und daß, wenn ich ihn recht verstehe, er beispielsweise
auch nicht bei einem Erschöpften an ein dauerndes Zittern glaubt, ohne das
Vorhandensein einer solchen Willenskomponente. Kretschmer selbst sagt
auch im Anschluß daran sofort, daß die große Mehrzahl der Zitterer unter solchen
ernsthaften Affektstörungen nicht zu leiden habe. Die Schockwirkung, sofern
sie bestand, klingt nach wenigen Tagen ab und macht dann allmählich einem
Zustand künstlicher psychischer Übererregbarkeit Platz. Aus jeder
Kleinigkeit pflegen dann solche Zitterer Erregungsstoff zu saugen und aus-
zunutzen. Kretschmer nennt dies „Technik der Affektgewinnung“. Es
wird affektiver Heizstoff eingeladen, der, wie Kretschmer sich in seiner bilder-
reichen Sprache ausdrückt, die Reflexmaschine weiter in Gang erhalten muß.
Vieles aus dem Gebiete der „psychischen Ansteckung“ gehöre hierher. Alle
sich bietenden Erregungsmomente des täglichen Lebens werden ausgenutzt,
so daß sich der reflexerhaltende Daueraffekt des Zitterers zusammensetzt aus
den Ausläufern des primären, pathogenen, von den Militärerlebnissen ausgehenden
Hauptaffektstoßes, und von den in sie eingehenden kleinen Sekundärwellen,
die der affekttechnischen Ausnutzung der Alltagserlebnisse entspringen. Bei
den psychischen Karenz- und Isoliermethoden werden diese Sekundärwellen
ausgeschaltet. Das wirksame Prinzip der rationellen empirischen Zitterbehand-
lung bestehe also in „Tonusentzug“ und „Affektentzug“.

Zu dieser Symptomentrias bringt Kretschmer noch einige „Ergänzungs-
striche“, spricht davon, daß das dritte Stadium selten sei und daß das zweite
Stadium vielmehr unmittelbar in die Phase des hysterischen Gewohnheitsrestes, d. h. in das vierte Stadium der Zitterneurosen übergehe, die
durch mehr oder weniger unregelmäßiges, inkonstantes Gelegenheitszittern
charakterisiert sei. Hierzu möchte ich bemerken, daß ich die Bezeichnung
dieser nach meiner Erfahrung bei den jetzigen Rentenuntersuchungen und
Nachbegutachtungen häufigsten Form als „vierte“ nicht als glücklich bezeichnen

kann, da sie erfahrungsgemäß nur selten aus der dritten hervorgeht, sondern eben meistens direkt aus der zweiten. Doch das ist eine Nomenklaturfrage, die nicht von wesentlicher Bedeutung ist. Kretschmer selbst spricht dann weiter davon, daß das erste Stadium des akuten reflektorischen Affektstoßes überall dort ganz zurücktreten könne, wo die Reflexschwelle des Zitterreflexes an sich auf Grund angeborener Anlage niedrig sei (Zittern, was schon bei der Einziehung, beim Ärger, bei einem Tadel auftritt!). Ebenso können einzelne schwere Neuropathen mit besonders niedriger Reflexschwelle, z. B. ängstlich Debile, die schon im gewöhnlichen Leben fast immer dem Zittern nahe sind, den Schütteltremor ohne nennenswerten Anlaß auch frei „simulieren". Besonders hierbei wird auch auf normale Reflexmechanismen hingewiesen, auf die konstitutionell nervöse Reflexbereitschaft, auf die Nachahmung (niedriger Schwellenwert der Imitationsreflexe) und es wird auf das biologisch normale Zusammenspiel zwischen Muskelbewegung, Sensibilität und Vasomotorium hingewiesen.

Als Spiegelbild des Tremors, der, wie gesagt, Kretschmer hauptsächlich als Paradigma für seine Deduktionen dient, wird dann die komplette schlaffe Monoplegie hervorgehoben, mit der entsprechenden Symptomentrias: Muskelatonie, schwere Anästhesie und Gefäßstörungen, die durch Schlaf, Schreck, Erschöpfung, fixierenden Verband entstehen können, so daß dann beispielsweise die reflektorische „Schrecklähmung" entsteht, die dann durch Willenszugabe in ein chronisches Reflexstadium übergeht. Jedenfalls wird darauf hingewiesen, daß alle diese Deduktionen dem Reflexcharakter der Störung, auf die der organisch gründlich prüfende Neurologe mit Recht Gewicht legt, voll gerecht geworden sei; von der Verschiebung der Bewußtseinsinhalte, die der Psychoanalytiker mit Recht betone, sei nichts unterschlagen worden.

So weit zunächst Kretschmer! Und indem ich nochmals den letzten Satz unterstreiche, sei auch von unseren gesamten Ausführungen gesagt: Gewiß ist es deren Ziel, die Beweisstücke dafür zusammenzutragen, daß die Willensrichtung das Grundprinzip aller hysterischen Störungen darstellt; hiervon bleibt aber die Tatsache unberührt, daß daneben auch andere Vorbedingungen zur Auslösung der Symptome notwendig sind, daß bestimmte psychische Mechanismen eine große Rolle spielen, daß mit dem Nachweis des „Wunsch- und Willensfaktors" und der Darstellung, wie beispielsweise Kretschmer dessen Zusammenspiel mit dem Reflexmechanismus darstellt, durchaus nicht das Hysterieproblem erschöpft ist. Ich für meinen Teil unterschätze durchaus nicht — was Birnbaum einigen Autoren vorgeworfen hat — die Momente der „Erwartung" und „Befürchtung", ich bin mir durchaus klar darüber, daß „Affekte" und „Affektbereitschaft" eine große Rolle in der Pathologie der Hysterie spielen, daß damit zusammenhängen die Lehre von der „Bewußtseinsspaltung" [1]), von der „Verdrängung der Komplexe" ihre Bedeutung behält und der „Suggestion", dieses Wort im weitesten Sinne gebraucht, eine wichtige Rolle zukommt. Wenn ich im Rahmen meiner Abhand-

---

[1]) Bezüglich der Frage des „Unbewußten", die ich nicht anschneiden will, möchte ich aber nicht unterlassen, auf die Kontroverse Bleuler-Kretschmer. vor allem aber auf den soeben erschienenen, sich mit manchen Gedankengängen meiner Arbeit durchaus deckenden Artikel Bumkes hinzuweisen: „Über unbewußtes psychisches Geschehen." Zeitschr. f. d. ges. Neurol. u. Psych. **56**, 142.

lung naturgemäß die Psychologie der Hysterie nicht von allen Seiten her angehe und die erwähnten Momente, die ja anderweit schon eingehend dargestellt sind, hier nur andeute, so soll das durchaus keine Unterschätzung bedeuten. Ich bin aber der Ansicht, daß die „Willensrichtung" das eigentliche Band ist, daß — unbeschadet all dieser erwähnten psychologischen Mechanismen, die fehlen können und auch im Rahmen anderer Krankheitsbilder vorkommen — die hysterischen Störungen miteinander verbindet, sie charakterisiert.

Vierter Teil.

Und damit komme ich zur Definitionsfrage, zur klinischen Stellung der Hysterie. Denn wennschon auch ich der Überzeugung bin, daß in der modernen Psychiatrie das Klassifikatorische nicht eine derartige Rolle spielen wird, wie in der Kraepelinschen Schule, sondern meine, daß die Strukturanalyse einzelner Fälle zunächst das Wesentlichere sein wird, so wird man doch aus praktischen wie theoretischen Gründen auch fernerhin ohne Klassifikation und Rubrizieren nicht auskommen. Man muß sich dabei aber immer vor Augen halten, daß es im Grunde genommen keine Krankheiten, sondern nur kranke Menschen gibt [1], und daß die Aufstellung von Krankheitstypen und Gruppen etwas Künstliches, der Natur Fremdes bedeutet, denn die Natur richtet sich natürlich nicht nach dem Gruppierungs- und Registrierbedürfnisse des Arztes und Forschers, sie schematisiert nicht, wie es der Mensch tut. Alle Gruppierungen haben also in letzter Linie nur einen heuristischen oder praktischen Wert, sie können jederzeit wieder umgestaltet werden, können enger gefaßt oder weiter gespannt werden, wenn das Forschungsprinzip, das klinische Bedürfnis dies notwendig erscheinen läßt, wenn der wesentliche Kern einer Krankheitsgruppe gefunden worden ist und damit andere Krankheitsgruppen mit gleichem Kern mit hinzugenommen, oder aber Krankheitsbilder, die bisher auf Grund äußerer Ähnlichkeit mit zur Gruppe rechneten, jetzt gestrichen und anderweits untergebracht werden müssen.

Angewendet auf die „Hysterie" müssen wir uns also sagen, daß die Aufstellung einer Krankheit „Hysterie" ein Produkt menschlichen Geistes, ein künstliches Erzeugnis ist, daß ursprünglich äußerlich ähnlich erscheinende Krankheitszustände unter diesem Namen zusammengefaßt wurden, und die Auffassung von dem Wesentlichen dieser künstlich zusammengestellten Krankheitsgruppe von jeher mehr oder weniger gewechselt hat. Zweifellos ist, wie ich in der Einleitung sagte, dieser Krankheitsbegriff jetzt ein so weitgehender geworden, daß im Prinzip wohl nichts dagegen einzuwenden ist, wenn er etwas eingeengt würde, daß es durchaus statthaft ist, Erscheinungen, die bisher mit hinzugerechnet wurden, auszuschalten, nämlich dann, wenn sie nicht dem Hauptprinzip der Hysterie untergeordnet werden könnten, wie man es zu finden glaubt. Mit anderen Worten: Es ist durchaus nicht notwendig, daß von 100 Krankheitsfällen, die bisher von der überwiegenden Anzahl der Ärzte für hysterisch gehalten wurden, sämtliche nun auch künftighin unter den Begiff des Hysterischen fallen müssen, es ist vielmehr prinzipiell durchaus nichts

---

[1] Kraus, Die allgemeine und spezielle Pathologie der Person. Klinische Syzygiologie. Leipzig 1919.

dagegen zu sagen, wenn man 5 von diesen 100 Fällen künftig einer anderen Krankheitsgruppe zurechnet, wenn sie sich dem neuen schärfer gefaßten System, das aber klinisch fruchtbarer erscheint, nicht einordnen lassen.

So wie die Dinge jetzt liegen, ist es praktisch ja so, daß hysterisch eigentlich fast gleichgesetzt wird mit dem Begriff „psychogen", während tatsächlich die Sachlage doch die ist, daß psychogen der wesentlich umfassendere Begriff ist, daß er die verschiedensten psychischen Mechanismen und Reaktionstypen umfaßt, von denen eben einer der hysterische ist. Auf die Schwierigkeiten, die nichthysterischen Formen der Psychogenie klinisch schärfer zu fassen, hat Birnbaum [1]) bereits hingewiesen. Er definiert das Wort psychogen als „die pathologische Wirksamkeit psychischer Faktoren, wie sie speziell in den Fällen sich kundgibt, wo vorher überhaupt kein ausgeprägt pathologischer Zustand bestand, daneben eingeschlossen freilich auch solche Fälle, wo es zu bloßen psychisch bedingten Änderungen bereits bestehender pathologischer Phänomene kommt, vorausgesetzt allerdings, daß diese Änderungen über die einfachen normal psychologischen Wirkungen hinausgehen", wobei Birnbaum zugibt, daß die psychogenen Erscheinungen im wesentlichen durch emotionelle Einwirkungen hervorgerufen werden, weshalb für das Wort Psychogenie bereits der Name „Thymogenie" vorgeschlagen sei. Birnbaum geht in seiner bekannten, schürfenden, kritischen Art den Schwierigkeiten des Problems nach und hat auch bereits andeutungsweise Vorschläge zur Gruppierung gemacht, die zu besprechen aber aus den Rahmen unserer Arbeit fallen würde. Jedenfalls hat auch er in seinen bekannten Sammelreferaten darauf hingewiesen, daß eine eindeutige, allen klinischen Anforderungen genügende Trennung der psychogenen Störungen vorerst noch nicht möglich, zum mindesten noch nicht durchgeführt sei und daß es ein entschiedenes Verdienst der Kriegsbeobachtungen sein würde, wenn durch sie an der Hand des ungewöhnlich reichen Materials eine scharfe Differenzierung der einzelnen Typen möglich wäre.

Zu dieser von Birnbaum geforderten Differenzierung muß freilich eben, wie oben schon angedeutet, einschränkend bemerkt werden, daß wir hierbei nicht wieder neue Krankheiten schaffen, sondern eben nur verschiedene psychische Reaktionsweisen auseinanderhalten wollen, verschiedene Reaktionsweisen, die in der Wirklichkeit sich natürlich vergesellschaften können, sich bei dem gleichen Individuum gemischt finden können, auch auf dem Boden anderer geistiger Erkrankung angetroffen werden. Hiermit hängt eng zusammen die bekannte Forderung, „Schichtdiagnosen" zu stellen, eine Forderung, der ich mich schon seit langer Zeit dadurch nähere, daß ich mich im weitgehenden Maße bemühe, „Satzdiagnosen" und nicht „Wortdiagnosen" zu stellen. Und eine der wichtigsten psychogenen Reaktionsformen ist eben die hysterische, hysterische in unserem Sinne. Und diese unsere Auffassung vom Wesen des Hysterischen ist ja tatsächlich unserem ärztlichen Empfinden durchaus nicht fremd, denn nach dieser Auffassung sind die hysterisch Kranken ja nicht nur von Ärzten, sondern auch vom Pflegepersonal behandelt worden, d. h. eben als Kranke, die bis zu einem gewissen Grade ihre Krankheit selbst verschulden und damit im Gegensatz zu allen übrigen Kranken stehen, diese Auffassung

---

[1]) Birnbaum. Klinische Schwierigkeiten im Psychogeniegebiet. Monatsschr. f. Psych. u. Neurol. 41, Heft 6.

entspricht ja in weitgehendem Maße derjenigen, welche der Gebildete von einer hysterischen Erkrankung hat, wenn er von einer hysterischen Frau spricht und wenn er ein gewisses Mißbehagen dabei empfindet, selbst als hysterisch bezeichnet zu werden. Sehr richtig ist bemerkt worden, daß, wenn man die Willensrichtung für ein wichtiges Moment der hysterischen Reaktion hält, dieses Moment auch in die Krankheitsdefinition gehört. Und — ganz besonders nach den im Kriege gemachten Erfahrungen — kann diese Definition meines Erachtens sich etwa nur in folgender Richtung bewegen, wobei ich zugebe, daß dieses oder jenes Wort noch prägnanter gefaßt werden könnte: Hysterisch sind alle als psychische oder körperliche Krankheitssymptome oder Ausnahmezustände imponierende Erscheinungen, an deren Hervorrufung oder Unterhaltung ein Mensch instinktiv oder bewußt interessiert, irgendwie mit seinem Willen beteiligt ist, da diese Krankheitserscheinungen ihm vorteilhaft erscheinen, oder einmal vorteilhaft erschienen sind.

Aus dieser Definition heraus erwachsen sofort zwei Fragestellungen:

Der Philosoph wird sofort bei dem Begriff des Willens einhaken und von uns eine Definition des Willens verlangen. Für unsere Zwecke genügt es wohl, wenn wir uns über den Begriff des Willens in diesem Zusammenhang dahin verständigen, daß wir ihn ähnlich auffassen wie wir in der Neurologie den Begriff einer willkürlichen Bewegung auffassen. Wesentlich wichtiger ist die weitere Fragestellung: wenn wir es als ein Charakteristikum aller hysterischen Erscheinungen auffassen, daß eine Willenskomponente in den Symptomen vorhanden sein muß, so muß daraus hervorgehen, daß nur solche Erscheinungen hysterisch sein können, die irgendwie dem menschlichen Willen auch zugänglich sind. Eingehende exakte Untersuchungen über diese Frage im Zusammenhang mit dem Hysterieproblem liegen wohl noch nicht vor[1]), immerhin wissen wir, daß die Beeinflußbarkeit körperlicher Funktionen durch den Willen nicht nur individuell, sondern auch temporär außerordentlich verschieden ist, daß die Beeinflußbarkeit ja nicht unmittelbar zu sein braucht, sondern mittelbar sein kann (etwa auf dem Weg über Autosuggestion und Hypnose) und daß wir uns den Weg nicht kompliziert, den Breitegrad nicht weit genug vorstellen können. Ich erinnere an jenen Kokainisten mit einem Röntgenulkus, der vor Jahren sich in den Kliniken zeigte und nicht nur imstande war, willkürlich bestimmte Muskeln isoliert zur Kontraktion, sondern auch — auf dem Röntgenschirm nachgewiesen — die Herzaktion vorübergehend zum Stehen zu bringen. Es gibt wohl Grenzgebiete, die noch nicht völlig geklärt erscheinen und das weitgehendste, was zu glauben verlangt wird, ist ja die psychische Beeinflussung der Körpertemperatur. Trotz der mir wohlbekannten letzten Veröffentlichung halte ich diese Frage für durchaus noch nicht restlos geklärt. Daß schlaffe Lähmungen, Krampfanfälle, Aphonien, Mutismus willkürlich hervorgerufen werden können, daran wird kaum jemand zweifeln, da es sich hierbei weniger um positive Leistungen als um, wenn ich

---

[1]) Nach Abschluß der Arbeit erscheinen die wertvollen Veröffentlichungen von Bauer und Schilder, Über einige psychophysiologischen Mechanismen funktioneller Neurosen. Deutsche Zeitschr. f. Nervenheilk. 64, 279 und: Ein prinzipieller Versuch zur Neurosenlehre. Wien. klin. Wochenschr. 1919. Nr. 19.

so sagen darf, Unterlassung gewisser Tätigkeiten handelt. Schwieriger erscheint das Zitterproblem, doch haben jene entlarvte Simulanten, die ich oben erwähnt habe, uns gezeigt, daß ein langes willkürliches Zittern durchaus nicht so schwierig ist, wie man sichs wohl gewöhnlich vorstellt, auch darf andererseits ja nicht vergessen werden, daß es sich hier häufig — vergleiche das Zähneklappern nach dem Sprung ins kalte Wasser — nur um Wiederhervorrufung eingeschliffener Mechanismen handelt, worüber im einzelnen ja Kretschmers Untersuchungen berichten. Vor allem aber sei dies gesagt: Die Möglichkeit der Ausübung schwieriger Bewegungen ist vor allem vom Affekt abhängig. Man stelle sich vor, um ein naheliegendes Beispiel zu nehmen, man werde aufgefordert, eine Stunde lang nach Art der bekannten turnerischen Freiübungen Bewegungen mit beiden Oberarmen zu machen. Selbst wenn man turnerisch einige Übung hat, dürfte man bald ermüden und versagen. Man halte dagegen einen Dirigenten wie Nikisch, der morgens 3 Stunden eine Konzertprobe durchführt und abends 5 Stunden ohne größere Unterbrechung die „Meistersinger" leitet, im Grunde genommen, macht er mit seinen Armen die gleichen oder ähnlichen Bewegungen wie der Turner und doch, um wieviel länger ist er imstande, diese Bewegungen durchzuführen. Warum? Ein hochgradig lustbetonter Affekt liegt vor, der Dirigent lebt und webt in den Tönen der Musik, er fühlt seine Körperbewegungen nicht als Arbeit, sie treten hinter seinen gefühlsbetonten Vorstellungen, seiner künstlerischen Inspiration völlig zurück. Und so wie lustbetonte Affekte zu einer Mehrleistung führen, so können es offenbar auch unlustbetonte, wenn die Mehrleistung die Möglichkeit gibt, der Ursache dieser unlustbetonten Vorstellung auszuweichen. Dieses würde für den Kriegszitterer zutreffen, der der Frontgefahr entrinnen möchte. Sicher erscheint mir jedenfalls das eine, daß — von dem noch ungeklärten Stand der Fieberfrage abgesehen — all die bisher als hysterisch bezeichneten Symptome prinzipiell durch den Willen beeinflußt werden können, wenn auch nicht von jedem und nicht zu jeder Zeit gleichmäßig gut.

Und das bringt uns zur zweiten mit der Definition zusammenhängenden wichtigen Frage, der Frage nämlich, welches denn die psychischen oder körperlichen Krankheitssymptome oder Ausnahmezustände sind, die wir hysterisch nennen. An und für sich ist es ja durchaus denkbar, daß jede körperliche Tätigkeit, die irgendwie willkürlich hervorgerufen werden kann, dann auch gelegentlich einmal als hysterisches Symptom auftreten kann, zweifellos ist das durchaus möglich, aber die Tatsache zeigt doch, daß es im wesentlichen immer wieder die gleichen Formen sind, deren sich der hysterische Mechanismus bedient, und zwar in der Regel Erscheinungen, die man als Ausdruck von Gemütsbewegungen auffaßt, also Sprachverlust, Zittererscheinungen, Lähmungen, Vasomotorenstörungen, Verwirrtheitszustände, Erregungszustände usw. Aus der Beobachtung dieser Tatsache heraus sind ja verschiedene Hysteriedefinitionen aufgestellt worden. Und zweifellos ist diese Tatsache ja insofern bedeutungsvoll, als sie uns einen Hinweis auf die Disposition gibt. Sie zeigt uns den Boden, auf dem die hysterischen Erscheinungen in der Regel erwachsen, sie zeigt uns, daß wir es in der Regel mit affektiv labilen Individuen zu tun haben (aber durchaus nicht immer!), daß eine gewisse Affektbereitschaft vorliegt, eine „Unterschwelligkeit der Reflexe", wie Kretschmer sagt, daß Gemütsreaktionen häufig zu hysterischen Erscheinungen werden, indem sie in unserem Sinne beibehalten oder wieder hervorgerufen werden.

Das bringt uns auf die Frage der Affektreaktion. Faßt man die Hysteriedefinition so, wie oben angegeben, so kann es keinem Zweifel unterliegen, daß die Tatsache allein, daß jemand für kurze Augenblicke vor Schreck die Sprache verliert, daß er vor Freude nicht mehr sprechen kann, daß er vor Angst zittert, nicht dazu berechtigt, hierbei schon einen hysterischen Mechanismus anzunehmen. Vom phyllogenetischen Standpunkt aus wäre es zweifellos diskutabel, ob alle unsere Affektreaktionen nicht entwicklungsgeschichtlich irgendwie einen bestimmten Zweck gehabt haben, ob nicht beispielsweise unsere Aszendenten bewußt gezittert haben, um durch dieses Zittern die Feinde abzuschrecken, ob die Lähmung vor Schreck nicht ursprünglich ein „Sichtotstellen“ bedeutete, um den Feind zu täuschen. Eine derartige Erklärung halte ich für durchaus berechtigt, wennschon sie immer nur hypothetischen Wert haben kann, vom ontogenetischen Standpunkt aus ist es jedoch völlig unbewiesen, daß mit jeder Affektreaktion eine Zielvorstellung verknüpft sein soll, ja ich glaube, daß es in der überwiegenden Mehrzahl der Fälle durchaus nicht der Fall ist und bin daher der Ansicht, daß Schreckreaktion von hysterischer Reaktion an und für sich scharf getrennt werden muß. Andererseits ist es aber sehr wohl möglich, daß schon frühzeitig, d. h. beinahe in statu nascendi zu einer Affektreaktion sich schon die hysterischen Komponente gesellen können. Es führt das uns auf den bekannten Streit, ob Begehrungsvorstellungen schon in diesem Zustande auftreten können, ob sie schon in einem Ohnmachtsanfall geboren werden können. Sehr schlagend erscheint mir hier eine Selbstbeobachtung Bonhoeffers, der in diesem Zusammenhang von einer Jugenderinnerung berichtete. Bonhoeffer wurde beim Spiel als Kind von einem Kameraden mit einem Stein am Kopf verletzt, er war sofort leicht benommen, erinnert sich aber noch jetzt ganz deutlich, wie bei ihm in dieser Benommenheit blitzartig der Gedanke aufzuckte, seinem Kameraden wegen der Unvorsichtigkeit einen Schreck einzujagen und wie er sich deshalb hinfallen ließ und schwerer verletzt stellte, als er tatsächlich war. In diesem Sinne hat sich übrigens auch Lewandowsky [1]) ausgesprochen, der sagt: „Das sofortige Eintreten der Erscheinungen spricht dagegen nicht gegen ihre psychogene Entstehung und auch nicht gegen das Vorhandensein von Begehrungsvorstellungen, die schon vor Einwirken des auslösenden Moments vorhanden sein können.“ Liepmann hat im gleichen Zusammenhang das Vorhandensein der Begehrungsvorstellungen beim Beginne einer Explosionsneurose zum mindesten nicht ausgeschlossen. Es ist zuzugeben, daß das Symptomenbild der Hysterie sich vom Symptomenbild einer Affektreaktion zunächst nicht zu unterscheiden braucht, trotzdem halte ich es für unberechtigt, deshalb es für „heikel“ zu erklären, die gleichen Symptome als verschiedene aufzufassen, je nachdem, ob ein Willens- und Wunschfaktor vorliegt oder nicht. Bei der Melancholie liegt es ja ganz ähnlich. Der momentane Zustand eines Melancholikers braucht sich in nichts von dem Zustand eines plötzlich in schwere Trauer versetzten Menschen zu unterscheiden, auch hier macht die abnorme Dauer und Stärke erst das Krankheitsbild aus, und auch bei der Differentialdiagnose zwischen einfachen Affektsymptomen und hysteri-

---

[1]) Berl. Gesellsch. f. Psych. u. Nervenheilk. 14. XII. 1914. Referat im neurol. Zentralbl. 1915. Nr. 2.

schen Symptomen wird man praktisch vorläufig nicht darum herumkommen, aus der abnorm langen Dauer dieses Affektes auf den hysterischen Mechanismus in unserem Sinne zu schließen. Daß der Affekt allein in der Regel nicht imstande zu sein scheint, langdauernde Störungen von der Art zu machen wie sie als hysterisch bezeichnet werden, dafür sprechen doch eben unsere Erfahrungen in den Gefangenenlagern. Der auch während des Krieges aufgeflackerte Streit, ob die Schreckneurose der Hysterie zuzurechnen ist oder nicht, müßte dann wohl nach der Richtung entschieden werden, daß prinzipiell die hysterische Neurose von einer Schreckneurose zu unterscheiden ist, daß es aber wahrscheinlich eine reine Schreckneurose überhaupt nicht gibt, sondern, daß sie nur durch hysterische Mechanismen fixiert werden kann. Anders können unsere Kriegserfahrungen kaum gedeutet werden und Stierlins [1]) bekannte Untersuchungen aus der Friedenszeit sprechen zum mindesten nicht gegen diese Auffassung, sind aber auch nicht ganz widerspruchsfrei. Stierlin selbst spricht sich ja an einer Stelle in unserem Sinne aus, wenn er aus den Berichten, die er in Messina bekommen hat, schließt, daß das Erdbeben vielfach eine latente Hysterie zu einer manifesten mache, im allgemeinen aber die Richtigkeit des Ausspruches Babinskis bestätige: „L'émotion, même la plus vive, ne crée pas l'hystérie".

Und ebenso wie wir eine Schreckneurose, wenn es eine solche überhaupt gibt, d. h. rein ohne Wunschfaktor gibt, von der Hysterie abtrennen müßten, so müssen wir auch alle diejenigen psychogenen Erscheinungen abtrennen, die als Reminiszenzen aufgefaßt werden. Auch hier haben uns die Massenerfahrungen im Kriege gelehrt, daß der Nachwirkung von Affekten im Sinne eines Wiederauflebens unlustbetonter Erlebnisse, also im Sinne einer Erinnerung eine besondere Rolle kaum zukommt, denn man hätte sonst erwarten müssen, daß gerade bei Kriegsgefangenen und Schwerverwundeten, die die furchtbarsten Erlebnisse hinter sich hatten, die sich an verstümmelte Leichen, schmerzverzerrte Totengesichter erinnerten, hysterische Symptome mit besonderer Häufigkeit vorkommen müßten. Da das aber nun nicht der Fall gewesen ist, muß man wohl annehmen, daß der Reminiszenz allein, sowie auch der Verdrängung von Affekten eine bestimmende Rolle nicht zukommt, daß sie vielmehr erst unter Mitwirkung des Wunsch- und Willensfaktors zur Geltung kommen können. Auch hier würde sich die Quintessenz daraus ergeben, daß psychogene Störungen, die lediglich auf einer Reminiszenz affektbetonter Vorstellung beruhen, an und für sich nicht in den Rahmen unseres hysterischen Begriffes gehören, sondern erst dann, wenn die Interessiertheit des Betreffenden an seinen Störungen vermutet werden kann. Wenn sich also jemand — ich zitiere eine eigene Beobachtung — einmal mit einer Biersuppe den Magen verdorben hat und sofort das Zimmer verlassen muß, wenn er Biersuppe nur vorübertragen sieht, weil er sonst Erbrechen fürchtet, so kann ich diese Tatsache an und für sich nicht als hysterisch bezeichnen.

In Erkenntnis unserer derzeitigen bescheidenen diagnostischen Hilfsmittel muß jedenfalls das eine zugegeben werden: Ebenso wie wir bei der Differential-

---

[1]) Stierlin, Nervöse und psychische Störungen nach Katastrophen. Deutsche med. Wochenschr. 1911. Nr. 44 und: Über medizinische Folgezustände der Katastrophe von Courrières. Berlin 1909. Dazu: Lewandowsky, Die Hysterie. Berlin 1914. Horn, Über Schreckneurosen. Zeitschr. f. Nervenheilk. 53.

diagnose organischer und funktioneller Nervenkrankheiten zeitweise auf
unüberwindliche Schwierigkeiten stoßen — ich erinnere an die jedem Praktiker
geläufige Fragestellung „Multiple Sklerose oder Hysterie?“ — und den Beginn
einer Schizophrenie rein symptomatologisch bisweilen schwer von einem hysterischen Mechanismus abtrennen können, so lassen sich auch die in unserem Sinne
hysterischen Symptome phänomenologisch nicht von anderen psychogenen
Symptomen unterscheiden. Wir können beispielsweise rein phänomenologisch
im Augenblicke oft nicht entscheiden, ob das Händezittern eines Menschen,
dem wir begegnen, den Beginn einer Paralysis agitans bedeutet, ob sich eine
multiple Sklerose dahinter verbirgt, ob es noch die unmittelbare Nachwirkung
eines eben überstandenen Schrecks ist, oder ob es sich bereits um den Ausdruck hysterischer Vorgänge handelt. Die Entscheidung darüber kann eben
in der Regel nicht auf Grund des Symptoms selbst gefällt werden, sondern man
zieht die diagnostischen Schlüsse — wie ja auch sonst so häufig — aus den
Begleitumständen, unter denen die Störungen auftreten, aus anderen Symptomen,
aus psychologischen Analysen. Fehlen anderweitige Symptome oder versagen
die genannten Hilfsmittel, so wird man sich oft mit einem „Non liquet!“
bescheiden müssen, worüber bei der Besprechung der Diagnostik später noch
einige Worte zu sagen sein werden.

Im Zusammenhang mit der Symptomatologie wollen wir kurz die Frage
erörtern, ob man lediglich von „hysterisch“ sprechen soll, oder ob man berechtigt ist, eine Krankheit „Hysterie“ anzunehmen, unsere Definition hat sich
ja nur auf das Eigenschaftswort bezogen. Die eben gestellte Frage hängt eng
damit zusammen, wie man sich zur künftigen Systematik der Psychiatrie überhaupt stellen will. Wenn man vom Individuum ausgeht, also vom Menschen
und nicht von der Krankheit, wenn man versuchen will, alle psychogenen Krankheiten aus normalen Mechanismen abzuleiten, aus physiologischen Charakter-
anlagen zu verstehen, so ist es zweifellos richtiger, von einem hysterischen
Mechanismus und nicht von einer Hysterie zu sprechen, ein Gesichtspunkt,
der ja auch dazu geführt hat, von einer „hysterischen Reaktion“ oder,
wie ich seinerzeit vorgeschlagen habe, einer „Zweckreaktion“ zu sprechen.
Ich möchte an dieser Stelle einschaltend bemerken, daß ich gegen meinen
damaligen Vorschlag aus praktischen Gründen jetzt doch noch einige Bedenken
habe und zwar deshalb, weil sich aus dem Substantiv „Zweckreaktion“[1])
schwer ein Adjektiv bilden läßt, und man für klinische Zwecke ohne ein solches
Adkjetiv doch nicht auskommt. Der Vorteil meiner damals vorgeschlagenen
Bezeichnung wäre lediglich der, daß der Begriff hysterisch, der von vielen jetzt
noch im weitgehenderen Sinne gebraucht wird, damit schon durch den neuen
Namen etwas eingeengt ist, begrifflich schärfer gefaßt wird und die Verständigung
über das, was man meint, eine leichtere wird. Nachdem mir durch die über-
wältigenden Kriegserfahrungen aber immer mehr der Boden dafür geebnet
zu sein scheint, das Hysterische in unserem Sinne aufzufassen, scheint es mir
auch nicht mehr notwendig, ein neues Wort hierfür einzusetzen, sondern ich
glaube eben, daß die Zeit uns dazu berechtigt, den alten Begriff des Hysterischen
jetzt lediglich in unserem Sinne aufzufassen.

Hysterisch wäre demnach eine Charaktereigenschaft, die sich die

---

[1]) Pönitz, Die Zweckreaktion. Arch. f. Psych. u. Nervenkrankh. **59.**

verschiedensten Krankheiten oder Reaktionserscheinungen zunutze machen kann. Hysterisch wäre eine Reaktionsweise, die an und für sich — worauf besonders scharf ja Forster [1]) hingewiesen hat — durchaus dem normalen Seelenleben angehört, die nur unter bestimmten Bedingungen für uns einen Krankheitswert haben kann. Es wäre also eine Reaktion, die, genau genommen, nicht in der speziellen Psychiatrie, sondern in der allgemeinen Psychiatrie abzuhandeln wäre, die vor allen Dingen in ein Lehrbuch der normalen und pathologischen Charakterkunde gehört. Konsequenterweise müßte man die Krankheit „Hysterie" ablehnen und von hysterischen Krankheitserscheinungen, von hysterisierten Affekten sprechen. Man käme auch praktisch wohl damit aus, wenn man z. B. von hysterisch fixiertem Affektzittern, hysterischem Gelegenheitshinken, hysterischem Dämmerzustand, hysterischen Krampfanfällen, hysterischem Gebaren spräche.

Immerhin erscheint es mir durchaus diskutabel, ob man sich, solange unsere psychiatrischen Lehrbücher noch in der jetzigen Form Krankheitsgruppen darstellen, dahin einigen will, in der speziellen Psychiatrie unter dem Kapitel „Hysterie" diejenigen Menschentypen abzuhandeln, die in ausgesprochenem Grade von jeher hysterisch disponiert sind (degenerative Hysterische), bei denen der hysterische Mechanismus dauernd in Bereitschaft liegt und immer wieder hervortritt, bei denen eine einmalige Affektreaktion hysterisiert wird und in derart schwerem und langdauerndem Grade bestehen bleibt, daß man ein Zurücktreten der Willenskomponente hinter die Reflexkomponente annehmen muß. Es wäre danach in den psychiatrischen Lehrbüchern, wie sie jetzt aufgebaut sind, das Hysterische an mehreren Stellen abzuhandeln, zunächst im allgemeinen Teil unter „Willensstörungen", wobei allerdings auch bei den Affektstörungen und den Bewußtseinsstörungen der Begriff des Hysterischen kurz gestreift werden muß, und dann wäre im speziellen Teil die „Hysterie" als ein Abschnitt in dem großen Kapitel „Psychopathie" abzuhandeln, wobei dieser Abschnitt im wesentlichen auf eine Charakterschilderung hinauslaufen würde.

Die Aufstellung eines „hysterischen Charakters", wie sie bisher in den meisten Lehrbüchern zu finden ist, hat insofern etwas Bedenkliches an sich, als man in diesem Charakter die verschiedensten, im Volksmund für gewöhnlich als „schlecht" bezeichneten Charaktereigenschaften hineingepackt hat, Eigenschaften, die zunächst einmal sowohl bei Psychopathen, wie leicht Schizophrenen wie auch Neurasthenikern zu finden sind, vor allem auch bei Menschen, die man als krank überhaupt nicht zu bezeichnen pflegt und die andererseits vor allen Dingen durchaus kein einheitliches Charakteristikum zeigen. Weder Egoismus noch Lügenhaftigkeit, weder Eitelkeit noch Launenhaftigkeit, weder Beeinflußbarkeit noch affektive Reizbarkeit sind das Charakteristische für den Hysteriker. Wohl können alle diese Eigenschaften bei Individuen mit hysterischen Reaktionen auftreten, sie sind aber durchaus nichts Typisches, wie ja auch Bleuler darauf hinweist, daß der moralische Teil des Hysterikercharakters gut oder schlecht sein kann wie bei anderen Menschen auch. Will man einen hysterischen Charakter aufstellen, so kann man als Charakteristikum nur beanspruchen, daß im Tun und Handeln eines solchen Menschen

---

[1]) **Forster, Hysterische Reaktion und Simulation. Monatsschr. f. Psych. u. Neurol. 42.**

der von uns definierte hysterische Mechanismus immer und immer wieder zutage treten muß, daß er dauernd in Bereitschaft liegt, daß — worauf ja die Psychoanalytiker besonders hingewiesen haben — eine gewisse Konfliktsschwäche bei diesen Menschen besteht, daß sie nicht imstande sind, Konflikte auszukämpfen und sich deshalb eben in die Krankheit gern vorübergehend oder für längere Zeit flüchten. Und diese Flucht wird eben dadurch erleichtert, daß bei diesen hysterischen Charakteren eine leichte Reflexerregbarkeit besteht, eine Unterschwelligkeit der Reflexe, wie Kretschmer sagt, wobei das Wort Reflexe im körperlichen wie im psychischen Sinne verstanden werden muß.

Und damit ergeben sich auch die Hauptgesichtspunkte für die Veranlagungsfrage. Zu hysterischen Erscheinungen sind einmal disponiert diejenigen Menschen, die entweder dauernd oder doch unter bestimmten Umständen unter einer Konfliktsschwäche leiden, und zwar kommt es besonders dann leicht zu hysterischen Reaktionen, wenn die Reflexerregbarkeit eine niedrige ist. Populärer ausgedrückt gestaltet sich die Sache also so, daß es Menschen gibt, die leicht erschrecken, leicht zittern, denen die Beine leicht den Dienst versagen, die bei Aufregungen leicht motorisch erregt werden (Vorstadium der Krämpfe) und, die andererseits in gewissen Situationen nicht die Kraft haben, Konflikte auszukämpfen. Das sind dann die Menschen, bei denen sich unter Umständen unter Zugabe des Willens und des Wunsches diese körperlichen oder psychischen Erscheinungen leicht fixieren, also die Erscheinungen, die zunächst in der Regel als Affektreaktionen aufgefaßt werden müssen. Hieraus erhellt ohne weiteres, daß gerade Kinder und Frauen in ihrer größeren Ohnmacht dem rauhen Schicksal gegenüber und in ihrer mangelhafteren Beherrschung der Affekte besonders zu hysterischen Erscheinungen prädestiniert sind, daß bei Männern der Konfliktsstoff schon ein wesentlich schwerwiegenderer sein muß (Gefängnis, starke Unterdrückung der individuellen Freiheit, Todesfurcht), daß man — wie Kraepelin — auf die Verwandtschaft hysterischer Erscheinungen mit primitiven, kindlichen Mechanismen hingewiesen hat, wobei sich die Erklärung wohl dadurch gibt, daß eben bei Kindern und Primitiven die Reflexschwelle eine niedrigere ist, dabei die Hemmungen geringer sind, so daß Wille und Wunsch weniger von ethischen und sozialen Erwägungen im Zügel gehalten werden als bei Erwachsenen und kulturell Höherstehenden.

Fünfter Teil.

Wie diagnostiziert man nun hysterische Störungen? Nun, es muß zugegeben werden: solange eine Charakterkunde exakt wissenschaftlich noch nicht ausgebaut ist, solange wir noch nicht genügend geschult sind, aus Mimik, Worten und Taten auf seelische Vorgänge, auf Motive des Handelns zu schließen, solange wird die Hysteriediagnose leider auch weiterhin eine weniger psychologische, mehr ausschließende sein. Es ist durchaus zuzugeben, daß Assoziationsmethoden und Psychoanalyse einen psychologischen Weg darstellen, der auch bisweilen eine Klärung verspricht. Aber die Kühnheit, mit der gerade jetzt die Psychoanalytiker ihre Befunde deuten, muß doch sehr zur Vorsicht mahnen. Das schließliche diagnostische Ziel muß ja sein, zunächst einmal festzustellen, daß der zu Untersuchende an seinen Krankheitserscheinungen interessiert, irgendwie mit seinem Willen beteiligt ist, und diese außerordentlich schwierige Feststellung wird man sich zunächst eben dadurch zu erleichtern suchen, daß man nach dem Motiv, nach dem Konflikt fahndet und den Zusammenhang dieses Konflikts mit den Symptomen wahrscheinlich macht. Dieses ist das endgültige Ziel, die Methodik hierzu ist noch zu schaffen, oder wenigstens weitgehend auszubauen, denn ich brauche wohl kaum besonders zu betonen, daß speziell der Nachweis der Willens- und Wunschrichtung zur Zeit in direkter Weise in der Regel nicht möglich ist, daß er meist ebenso unmöglich ist wie die Feststellung, ob jemand, der spricht, nicht im Grunde genommen etwas anderes meint, ob jemand in den tiefsten Falten seines Herzens ein guter oder ein schlechter Mensch ist. Auch dies pflegt man in der Regel ja erst auf Umwegen festzustellen.

Bei der praktischen Diagnose einer hysterischen Störung wird man auch jetzt noch bis auf weiteres den üblichen Weg gehen müssen, den Lewandowsky angibt und der ja der allgemein begangene ist, nämlich man wird zunächst festzustellen haben, ob hinter gewissen körperlichen Symptomen oder Klagen ein organisches Leiden sich verbirgt, ob eine der klinisch bekannten Psychosen dahintersteckt. Erst nach Ausschluß solcher Störungen nehmen wir eine psychogene Erkrankung an. Bis hierher ist die Differentialdiagnose an und für sich nicht übermäßig schwierig, obwohl auch hier natürlich Zweifelfälle bestehen bleiben. Schwieriger wird die Frage, wenn es sich darum handelt, festzustellen, ob die psychogene Erkrankung in unserem Sinne hysterisch ist, oder aber ob ein anderer psychogener Mechanismus vorliegt. Die Unterscheidung wird uns hier wieder dadurch praktisch erleichtert, daß eben nach unseren Kriegserfahrungen doch die überwiegende Menge der bisher als hysterisch bezeichneten Symptome auch hysterisch in unserem Sinne sind, daß also bei der nicht organischen Beinlähmung, bei dem nicht organisch bedingten Mutismus, bei den nicht epileptischen Krampfanfällen es sich tatsächlich um das Vorhandensein eines Wunsch- und Willensfaktors handelt. Längerdauernde Störungen, die sich der Ausdruckssymptome von Gemütsbewegungen bedienen, sind eben in der Regel, wenn nicht immer, hysterisiert, und nur bei kürzerer Dauer kann ein Zweifel entstehen, ob es sich hier um eine einfache Schreckreaktion oder andere affektive Erscheinungen handelt. Am schwierigsten wird die diagnostische Fragestellung dann, wenn es darauf ankommt, den Grad der hysterischen Störungen festzustellen, den „Krankheitswert" zu bestimmen, d. h., wenn nachgewiesen werden soll, inwieweit bei einer hysterischen Störung der Wille noch deutlichen Einfluß auf den Reflex hat, inwieweit bewußt nachgeschoben oder bewußt Reste einer Affektreaktion immer wieder im geeigneten Moment hervorgeholt werden oder aber inwieweit andererseits es einem hysterisch Erkrankten überhaupt nicht mehr klar ist, daß er mit seinem Willen einmal an der Krankheit beteiligt gewesen ist, d. h. inwieweit die Willenskomponente allmählich zurückgetreten ist und eine ausgesprochene hysterische Erkrankung sich ausgebildet hat. Die ersten Versuche, hierfür diagnostische Anhaltspunkte zu schaffen, hat Kretschmer in seiner Arbeit „Hysterische Erkrankung und hysterische Gewöhnung"[1]), sowie in einem kürzeren schematischen Aufsatz

---

[1]) Zeitschr. f. d. ges. Neurol. u. Psych. **37.**

„Entwurf zu einem einheitlichen Begutachtungsplan für die Kriegs- und Unfallneurosen"[1]) gegeben. Auf das Studium dieser Arbeiten sei hier verwiesen,
bei Besprechung der Simulations- und Beurteilungsfrage werde ich die Gedankengänge noch kurz streifen.

Selbstverständlich ist zur Frage der Diagnostik immer und immer wieder
darauf hinzuweisen, daß sich die hysterischen Mechanismen ja mit besonderer
Vorliebe auf dem Boden einer degenerativen Persönlichkeit abspielen und mit
nervöser Überreizung und Erschöpfung vergesellschaftet sein können. Diese
Teilkomponenten müssen natürlich stets diagnostisch herausgearbeitet werden,
damit der Fall genügend beurteilt werden kann, und deshalb ist auch hier wieder
die Forderung aufzustellen: keine Wortdiagnose, sondern Satzdiagnose. Die
Tatsache aber, daß man bei all diesen komplizierten psychophysischen Prozessen
als Diagnostiker — wie ich schon sagte — oft vor einem „Non liquet" steht,
darf nicht zu der Ansicht verführen, daß unsere Anschauungen unrichtig sind,
denn wenn wir uns auf Nachbargebieten umsehen, so müssen wir doch beispielsweise zugestehen, daß wir auch bei der Diagnose von Anfangsfällen der
Schizophrenie oder anderer geistiger Störungen oft lange Zeit zu keiner völligen
Klärung des Falles gelangen. Es gibt eben Grenzen der menschlichen Erkenntnis.

Sechster Teil.

Und diese Grenzen der menschlichen Erkenntnis zeigen sich besonders
dann, wenn es sich um die Entscheidung handelt, ob es sich um eine
ausgesprochene Simulation handelt, d. h. ob bewußt, klar, mit richtiger Zielvorstellung etwas eigentlich nicht Vorhandenes vorgetäuscht wird. Der alte
Erfahrungssatz, der allerdings durch die Kriegserfahrungen etwas einzuschränken
wäre, ist ja der, daß Simulation etwas Seltenes ist, Aggravation dagegen
wesentlich häufiger. Dieses ist richtig, wenn man die Tatsachen folgendermaßen versteht: Die kühle, bewußt klare künstliche Produzierung eines Krank-
heitssymptoms, das vorher überhaupt nicht vorhanden war, vielleicht dem betreffenden Individuum an und für sich durchaus fremd ist, ist sicher etwas Seltenes,
und hierfür allein soll man klinisch das ungeschminkte Wort Simulation
gebrauchen. Das weitaus häufigere ist die Aggravation, d. h. die Unterstreichung oder künstliche Festhaltung von bestimmten, als krankhaft imponierenden Symptomen. Wenn jemand vortäuschen will, so stellt er sich eben
in der Regel auf den Boden der Tatsachen, er knüpft an das Gegebene an,
benutzt Symptome, die ihm geläufig sind.

Zweifellos liegt in dem Begriffe des „Hysterischen", so wie wir ihn
oben definiert haben, bereits das Moment der Vortäuschung, und es ergibt sich daraus, daß von einer scharfen Gegenüberstellung von „Simulation"
einerseits und „Hysterie" andererseits nicht die Rede sein kann. Während
ich seinerzeit noch schrieb, daß eines ins andere allmählich übergeht, muß man
jetzt wohl sagen, daß es sich prinzipiell überhaupt nur um eine Vortäuschung
handelt, daß aber diese Vortäuschung eben krankhaftes Gepräge tragen kann
und dann hysterisch im engeren Sinne, d. h. als hysterische „Erkrankung"
aufgefaßt werden muß. Um in der Definition auch diesem Momente Rechnung

---

[1]) Münch. med. Wochenschr. 1919. Nr. 29. 804.

zu tragen, d. h. um auch die krankhafte Form der hysterischen Vortäuschung zu charakterisieren, wäre noch eine Ergänzungsdefinition notwendig. Die Definition im weiteren Sinne lautete: **Hysterisch sind alle als psychische oder körperliche Krankheitssymptome oder Ausnahmezustände imponierende Erscheinungen, an deren Hervorrufung oder Unterhaltung ein Mensch instinktiv oder bewußt interessiert, irgendwie mit seinem Willen beteiligt ist, da diese Krankheitserscheinungen ihm vorteilhaft erscheinen oder einmal vorteilhaft erschienen sind.**

Dem wäre hinzuzufügen: **Einen Krankheitswert erhalten diese Erscheinungen dadurch, daß sie häufig auf dem Boden einer Unterschwelligkeit psychischer und physischer Reflexe entstehen und daß die Willenskomponente sich mit diesen Reflexen bisweilen so vergesellschaften kann, daß das Bewußtsein für diese Verschmelzung verlorengeht.**

Man kann nun zwar einwenden, der erste Teil der Definition genüge eben nicht allein zur Umgrenzung des Hysterischen, es müsse gleich der zweite Teil zur schärferen Fassung und Eingrenzung mit hinzugenommen werden. Wenn ich dies nicht tue, so geschieht es eben aus meiner wissenschaftlichen Überzeugung heraus, daß wir uns in einer künftigen Neugestaltung psychogener Krankheitsgruppen daran gewöhnen müssen, die krankhaften Störungen aus normalen Mechanismen abzuleiten. Und deshalb halte ich es für angebracht, den Begriff des Hysterischen weiter zu fassen, und wie Kretschmer nur unter bestimmten Umständen dem Hysterischen einen Krankheitswert zuzuerkennen.

Zur Entscheidung der Frage, wann das Hysterische mehr normaler Mechanismus ist, also mehr Vortäuschung, wann es mehr Krankheitswert besitzt, d. h. mit anderen Worten zur Entscheidung der Frage, wann man nach dem alten Sprachgebrauch mehr eine bewußtere Vortäuschung, mehr eine unbewußtere (Hysterie im engeren Sinne) annehmen soll, hat uns ja Kretschmer in seinen Arbeiten Fingerzeige gegeben, wobei aber auch hier immer und immer wieder zu betonen ist, daß im Einzelfall die Entscheidung oft große Schwierigkeiten macht.

„Wie soll denn überhaupt die Krankheitsvortäuschung aussehen, wie kann sie denn überhaupt anders aussehen als genau so — wie Hysterie?" fragt Kretschmer[1]). Hysterie ist, so sagt auch er, Vortäuschung schlechthin und „echte" Vortäuschung — eine kleine, atypische Spielart der Hysterie. „Die Vortäuschung ist geradeso wie das gemeine Menschenleben, dem sie entspringt: Nicht eine freie Willkür, sondern ein Kompromiß mit den Umständen und eine Ausnützung der Umstände, ein Gemisch von Wollen und Gewolltwerden, von Zweck und Zwang . Die Vortäuschung, die so, mit allen Stempeln des wirklichen Lebens gestempelt in unsere Hand kommt, die nennen wir Hysterie." Hierbei wird alles als Vortäuschung bezeichnet, was für krank gelten will, ohne es zu sein und eine ausgesprochene hysterische „Erkrankung" liegt eben nur dort vor, wo im Zustandsbild der Reflexvorgang über den Willensvorgang das entschiedene Übergewicht hat. Mit der wirklichen Krankheit hat nach Kretschmer das Hysteriegebiet nur zwei Berührungspunkte, einmal können

---

[1]) Kretschmer, Die Gesetze der willkürlichen Reflexverstärkung usw. Zeitschr. f. d. ges. Neurol. u. Psych. **41**.

krankhafte Grundzustände, wie schwere Entartung, Erschöpfung und Erschütterungen sich in hysterische Ausdrucksformen einkleiden und sodann können willkürliche hysterische Aggravationsversuche, erfaßt von dem „unerbittlichen Triebwerk psychophysischer Kausalität“, in einzelnen Fällen so weit reflektorisch werden, daß wir sie als hysterische Erkrankungen bezeichnen dürfen. Nur für diese beiden Zusammenhänge will Kretschmer den Ausdruck „Hysterie“ als Krankheitsbegriff angewendet haben. Für die komplizierteren Tatbestände der unverhüllten Vortäuschung, — also „für das Stadium der willkürlichen Reflexverstärkung und des hysterischen Gewohnheitsrestes, soweit darin planmäßige Ausbeutung von gegebenen Reflexvorgängen für den Begutachter unverhüllt zu erkennen ist“ — soll der gute Ausdruck „Zweckneurose“ (wohl besser „Zweckreaktion“?) gebraucht werden, womit zugleich in scharfer Weise hysterische Ansprüche zurückgewiesen würden. Für die Mehrzahl aller Gelegenheitshysterien werde man mit dem Begriff der hysterischen Gewöhnung auskommen und die Ausdrücke für Vortäuschung im engsten Sinne, Aggravation und Simulation, sollen für die ganz einfachen, unentwickelten Fälle vorbehalten sein, für plumpe Improvisationen wie Temperaturfälschen, zeitweises Hinken, Sich-dumm-Stellen.

Wenn wir also nach all dem der Ansicht sind, daß Krankheitvortäuschen und Hysterischsein im Prinzip das gleiche ist, so ist es begreiflich, wenn man leicht dazu geneigt ist, hysterische Störungen moralisch zu bewerten. Obwohl der Arzt als Diagnostiker und Therapeut sich tunlichst von jeder moralisierenden Betrachtungsweise fernhält und das gütige Verstehen und milde Verzeihen für die ärztliche Tätigkeit das Ideal darstellt, so läßt sich eine Stellungsnahme hierzu doch schwer umgehen, da das Hysterische seinem Charakter nach eine soziale Erscheinung ist, da die hysterischen Ausdruckssymptome mit der Wirkung auf andere Lebewesen rechnen, mithin auf das Verhältnis von Mensch zu Mensch eingestellt sind und damit auch eine ethische und moralische Wertung herausfordern. Und wenn Wundt [1]) von der „mehr negativen Moralität der Primitiven“ spricht und sagt, daß „diese wiederum der Bedürfnislosigkeit, dem Mangel jeglichen Anreizes zu Handlungen, die wir als unmoralisch bezeichnen, entspringt“, so bezweifle ich im Zusammenhange mit alledem, daß der einsame Mensch auf einsamer Insel hysterisch reagieren kann.

Was ist moralisch? Nach Dietzgen [2]) ist „die Moral der summarische Inbegriff der verschiedensten einander widersprechenden sittlichen Gesetze, welche den gemeinschaftlichen Zweck haben, die Handlungsweise des Menschen gegen sich und andere derart zu regeln, daß bei der Gegenwart auch die Zunkunft, neben dem einen das andere, neben dem Individuum auch die Gattung bedacht sei. Der einzelne Mensch findet sich mangelhaft, unzulänglich, beschränkt. Er bedarf zu seiner Ergänzung des anderen, der Gesellschaft, und muß also, um zu leben, leben lassen. Die Rücksichten, welche aus dieser gegenseitigen Bedürftigkeit hervorgehen, sind es, was sich mit einem Worte Moral nennt“.

Aus dieser philosophischen Definition geht ohne weiteres hervor, daß die Ansichten darüber, welche Handlungen moralisch sind, verschiedene sein können und tatsächlich auch verschieden sind. Nehmen wir eine hysterische Reaktion, so treffen wir den treusorgenden Familienvater und im Frieden guten Staats-

---

[1]) Wundt, Elemente der Völkerpsychologie. Leipzig. 113.
[2]) Dietzgen-Brevier für Naturmonisten. München 1915.

bürger, der im Kriege versagt, den die Sorge um seine Familie in die hysterische Erkrankung treibt; auf der anderen Seite haben wir den moralisch Defekten, der es im Frieden nie auf einen grünen Zweig gebracht hat, seine Familie hat darben lassen und jetzt aus Abenteurerlust heraus ins Feld gezogen ist und nicht hysterisch reagierte.

Wenn in einer kulturell höher stehenden Volksgemeinschaft der Hysteriebegriff zu einer moralischen Verurteilung leicht herausfordert, so liegt die Ursache dafür ja auf der Hand: Die Moral erwartet ein Auskämpfen aller Konflikte, sie verurteilt jede Flucht, so auch die Flucht in die Krankheit, sie verurteilt jede Vortäuschung, so auch die Vortäuschung von Krankheit.

Das Schwierige bei der moralischen Bewertung hysterischer Störungen ist nur die Tatsache, daß Mensch und Mensch nie gleichgesetzt werden können, daß Volk, Rasse, Milieu ein ganz verschiedenes ist und damit auch die Ethik eine andere ist, daß das, was auf niedriger Entwicklungsstufe, also bei Kindern und primitiven Völkern noch als primitive Ausdrucksform und mehr phylogenetisch bewertet werden muß, bei einem hochentwickelten Kulturmenschen ganz anders und mehr ontogenetisch zu betrachten ist.

Es ist gar nicht unwahrscheinlich, daß bei primitiven Völkern hysterische Reaktionen eine wichtige und übliche Waffe im Kampfe ums Dasein gegenüber anderen Volksrassen bedeuten. Völkerpsychologische Untersuchungen könnten manches Interessante hierzu bringen, doch fließen die Mitteilungen zu diesem Kapitel bisher spärlich. Jedenfalls sagt Wundt, daß „nicht nur die moralische Beurteilung, sondern auch der moralische Charakter eines Menschen wesentlich von den äußeren Bedingungen abhängig ist, unter denen er lebt‘‘; und: „Wo der Primitive frei sein Leben fristet, da könnte man seinen Zustand fast einen idealen nennen, weil es nur wenige Motive zu unsittlichem Handeln in unserem Sinne gibt. Wo er dagegen verfolgt wird, da fehlt ihm jeder moralische Halt.‘‘

Auf jeden Fall mahnt uns dies zur Vorsicht bei jedem Anlegen eines moralischen Maßstabes, denn es kommt auch sehr darauf an, auf welchem Boden die hysterischen Störungen auftreten, welche Intelligenzstufe nachweisbar ist, ob es sich um Männer, Frauen, Kinder handelt, welche Umstände zur Flucht in die Krankheit bewogen haben. Alles das müßte abgeschätzt werden, und auch dann wird das moralische Endurteil je nach der persönlichen Anschaungsweise des ärztlichen Beobachters verschieden ausfallen. Es besteht für uns also durchaus kein Hindernis, an Hysterikern einen moralischen Maßstab anzulegen, ja tatsächlich — wie schon früher angedeutet — tun wir das ja in der Praxis mehr oder weniger bewußt schon immer, klar müssen wir uns nur darüber sein, daß ein moralisches Werturteil immer nur ein relatives sein kann, daß auch hierfür Relativitätsgesetze gelten, daß der Maßstab der Beurteilung nicht in der Natur, sondern in uns selbst liegt, daß es sich hierbei also um ein sehr persönlich gefärbtes, kein naturwissenschaftlich verwertbares Urteil handelt. Und das ist die Erkenntnis, zu der ja schon Shakespeares Hamlet gekommen ist: „Nichts ist an und für sich gut oder böse, das Denken der Menschen macht es erst dazu.‘‘

Siebenter Teil.

Nun zur Therapie! Wenn unsere Ansicht vom Wesen der Hysterie richtig ist, so wird das Haupterfordernis einer rationellen Behandlung darin bestehen, festzustellen, aus welchen Gründen der Kranke sich mit seinem Willen und seinen Wünschen und seinem Interesse an der Krankheit beteiligt, d. h. wir müssen uns bemühen — leider wird es ja recht oft nur beim Bemühen bleiben! — den psychologischen Mechanismus so weit wie möglich bloßzulegen. Insoweit besteht dann ja durchaus Übereinstimmung mit den Forderungen der psychoanalytischen Schule. Die andere Frage, ob die Methodik der Psychoanalytiker nicht ihre Bedenken hat, ob die Deutung der Untersuchungsergebnisse nicht recht oft eine willkürliche, wenig beweiskräftige ist, soll in diesem Rahmen nicht erörtert werden. Zweifellos gibt es ja auch andere Wege, dem eigentlichen Motiv der Erkrankung näher zu kommen, worüber in einer späteren Arbeit zu sprechen sein wird. Bekannt ist es, daß mit der Klarlegung des psychologischen Mechanismus, mit der Aufdeckung des „Komplexes“ und der entsprechenden Belehrung des Hysterikers bisweilen schon die Heilung erzielt ist. Dieses dürfte aber nur für solche Formen gelten, wo eben die Willenskomponente eine recht schwache ist, wo sich das Individuum wieder aus der Krankheit, in der es sich verfangen hat, heraussehnt.

Es wird hierbei aber viel zu sehr vergessen, daß nur ein geringer Bruchteil der Menschen rational veranlagt ist, daß die meisten Menschen gar nicht das Bedürfnis haben, alle Motive ihres Handelns von einem anderen bloßgelegt zu bekommen, daß es ihnen recht unangenehm ist, sich selbst Rechenschaft abgeben zu müssen, daß sie viel lieber triebartig, instinktiv handeln, sich gern in eine Phantasiewelt flüchten, sich gern etwas vormachen, sich in einer solchen Welt glücklich fühlen. Sie lassen sich nur ungern die „ideale Forderung“ des Gregers Werle in Ibsens „Wildente“ präsentieren, und der realistische Arzt in dem gleichen Stücke hat zweifellos recht, wenn er sagt: „Nehmen Sie einem Durchschnittsmenschen die Lebenslüge und Sie nehmen ihm zu gleicher Zeit das Glück!“

Die ruhige Besprechung des psychologischen Zusammenhangs wird nach meiner Auffassung nur in den wenigsten Fällen auch eine gleichzeitige Heilung bedeuten, in der Regel wird es sich lediglich darum handeln, daß der Arzt sich über den Zusammenhang klar ist und die Kenntnis des Zusammenhangs für sein weiteres therapeutisches Handeln benutzt. Kennt man die Ursache, derentwegen jemand in die Krankheit geflüchtet ist, derentwegen er an der Krankheit festhält, so ist ein bekanntes Heilmittel und in seiner Art auch durchaus rationelles dieses, daß man die Ursache zu beseitigen sucht. Das weiß und befolgt ja der Gatte, wenn er den Wünschen der Gattin nachgibt, nachdem sie wegen der Verweigerung mit Ohnmachtsfällen reagierte, dies weiß die — freilich wenig erzieherisch veranlagte — Mutter, wenn sie dem schreienden Kinde den Willen tut, danach richten sich auch die meisten Gefängnisärzte, wenn sie den hysterisch Stupurösen oder hysterisch Krampffälligen ins Krankenhaus bringen, vielleicht sogar der Freiheit wiedergeben. Dies wußten und befolgten wir während des Krieges, indem wir dem hysterischen Zitterer vor der Behandlung versprachen, oder ihm doch wenigstens durch andere wissen ließen, daß wir ihn nicht wieder an die Front schicken würden. Es ist ganz zweifellos, daß die Befolgung dieses Grundsatzes, d. h. die Beseitigung der Ursachen hysterischer Störungen, die besten Erfolge erzielt, aber diese Methode, so rationell sie erscheint, ist doch nicht immer anwendbar, denn einmal sind wir eben jetzt in unserer Charakterkunde noch nicht so weit, daß wir alle Motive hysterischer Störungen kennen, dann liegt es recht oft außerhalb der Macht des Arztes, die Ursachen zu beseitigen und schließlich müssen wir uns klar sein, daß das Befolgen dieser Methode doch auch ein Waffenstrecken vor dem Hysteriker bedeutet, daß es zwar für den Augenblick recht erfreulich sein kann, ein Symptom auf diese Weise zu besitigen, daß aber gerade dadurch die Wiederkehr solcher Symptome begünstigt wird. Dieses Verfahren berücksichtigt eben nur das Symptom und ist deshalb vor allem bei solchen hysterischen Störungen anwendbar, die unter dem Einfluß bestimmter, stark affekterzeugender Vorgänge, einmalig, bei sonst nicht besonders hysterisch veranlagten Menschen auftreten. Das Verfahren berücksichtigt dagegen nicht den hysterischen Charakter, es nimmt keine Rücksicht darauf, daß der Hysteriker rasch wieder hysterisch reagiert, wenn er sieht, daß er mit seinen Reaktionen sich nützt, kurz, das Verfahren ist nicht großzügig, weitsichtig, nicht pädagogisch.

Gerade die Behandlung von hysterischen Störungen ist ja nicht nur, oder ich möchte sagen, sie ist zum wenigsten rein ärztlicher Natur, sie ist vielmehr hauptsächlich erzieherischer Natur. Und deshalb muß eine großzügigere Behandlung hysterischer Störungen nicht nur auf die Behandlung des Einzelsymptoms Rücksicht nehmen. Man wird nicht den Hauptwert darauf legen, den Stein des Anstoßes für die hysterische Reaktion aus dem Wege zu räumen, sondern man wird den Hysteriker auf andere Weise dazu zu bringen suchen, sich mit den gegebenen Umständen abzufinden, und von seinen als Krankheit imponierenden Symptomen zu lassen. Die Art der Mittel dazu ist eine verschiedene, und sie hängt von der Art, von der Schwere der hysterischen Störungen ab. Wenn wir mit anderen die Hysterie als eine Flucht in die Krankheit auffassen, so würde sich eine logische Folgerung insofern daraus ergeben, als man sich bei der Behandlung bemühen müßte, die hysterisch Reagierenden aus der Krankheit wieder zu vertreiben, ihnen die Krankheit, in die sie geflüchtet sind, unleidlicher zu machen, als ihnen die Umstände, die sie zur Krankheit getrieben haben, unleidlich sind. Wie ich schon oben ausgeführt habe, ist diese Methodik in verkappter Form zweifellos in den Neurotikerlazaretten während des Krieges angewendet worden, ihre strenge, rigorose Durchführung hat die großen Erfolge gezeitigt und diese Erfolge wieder können als Beweisführung für die Richtigkeit unserer Auffassung vom Wesen der Hysterie dienen. Wie man diese Verleidung der Krankheit im einzelnen durchführen kann und durchgeführt hat, das wird der Leser aus den oben angegebenen Andeutungen ersehen haben. Zweifellos ist dieses ganze System ja keine Neuerrungenschaft des Krieges, sondern tatsächlich wird es ja in den Kliniken schon seit langem durchgeführt, indem man es für einen Kunstfehler hält, Hysterische zu verweichlichen und verzärteln, indem man dem Pflegepersonal strengen Auftrag gibt, die hysterischen Improvisationen und Mätzchen nicht zu beachten, die Hysteriker zwar menschlich, aber doch mit einer gewissen Kühle zu behandeln, indem man hysterisch Krampffällige isoliert, Stumme und Gelähmte mit kräftigen Strömen behandelt. Die Methode während des Krieges unterschied sich von dieser letzten Art lediglich dadurch, daß man sie rigoroser durchführte, daß man das Vorgesetztenverhältnis ausnutzte, daß man — wie schon angeführt wurde — das Ganze in ein strenges System brachte, so daß es für die Hysteriker nicht möglich war, der strengen Behandlung zu entgehen und ruhig die Vorteile seiner hysterischen Erkrankung zu genießen. Es ist aber ohne weiteres klar, daß die strikte Durchführung dieses Grundsatzes, d. h. des Grundsatzes, den Kranken — sei es auch unter ärztlichem Deckmantel — die Krankheit zu verleiden, eben nur in einer streng disziplinierten Umgebung möglich ist, und es ergibt sich daraus, daß schon mit Rücksicht auf die gegenwärtigen sozialen Verhältnisse trotz all der lauteren Motive, die dieser Behandlung zugrunde liegen, an die Durchführung dieser Ideen jetzt nicht mehr zu denken ist, insbesondere nicht bei den Unfallhysterikern. Dabei lasse ich die Tatsache ganz unberührt, daß eine solche Behandlungsart, in so schonender äußerer Form sie auch durchgeführt werden kann, nicht dem Wesen jedes Arztes liegt. Das Wichtigste ist aber, daß in den meisten Fällen der Hysteriker dem Arzt einfach weglaufen kann, wenn er sich in dessen Behandlung unbehaglich fühlt, daß er sowohl in die Krankheit, als auch aus der Behandlung flüchten kann. Die Methode kann strikte eben nur dann durchgeführt werden, wenn letzteres nicht möglich ist, wenn die Autorität des Arztes unter allen Umständen bewahrt bleibt, also z. B. bei Inhaftierten und bei Kindern, deren Eltern belehrt und mit der Behandlungsart einverstanden sind. In den meisten Fällen wird man sich aber damit begnügen müssen, den Kranken eben nicht als Schwerkranken zu behandeln, ihm nicht die Krankheit besonders leicht zu machen, ihm wenigstens nicht Zuckerbrot, sondern gelegentlich einmal die Rute (bildlich!) zu geben. Ausgehend von der Tatsache aber, daß der Wille krank zu bleiben bei vielen hysterischen Störungen nicht übermäßig fest und energisch ist und daß andererseits bisweilen die Willenskomponente fast ganz verlorengegangen ist, der Kranke wohl gesund sein möchte, sich aber nicht mehr aus seiner hysterischen Erkrankung herausfindet, daß er nur ärztliche Anleitung braucht, wieder symptomenfrei zu werden, wird man durch die bekannten Methoden wie Hypnose, Wachsuggestion, Übung versuchen, die Störungen zu beseitigen und wird immer damit Erfolg haben, wenn der Gegenwille kein allzu großer ist. Daß eine Charaktererziehung durch Eltern und Erzieher, durch Arzt sowohl wie das Haus daneben hergehen muß, ja eigentlich die Hauptsache ist, braucht wohl nur nebenbei bemerkt zu werden. Andererseits — und darauf werden wir bei der Begutachtungsfrage zu sprechen kommen — wird, besonders bei den im engeren Sinne sozialen Formen der Hysterie, immer noch ein verhältnismäßig großer Teil direkt schlechtwilliger, direkt widerstrebender Hysteriker übrig bleiben, deren Behandlung nutzlos ist, weil die Betreffenden eben unter keinen Umständen von ihren Symptomen befreit werden wollen. Hier handelt es sich um die Fälle, die fließend in die Simulation übergehen, beispielsweise um die sogenannten „hysterischen Gewohnheitsreste", um die „Gelegenheitshysteriker", also diejenigen Individuen, die, um Rente zu erhalten oder behalten, gelegentlich einmal hinken, die gelegentlich einmal einen, leicht willkürlich nachahmbaren Krampfanfall bekommen, die in leichter Form zittern, wenn sie gerade beim Arzte sind, die Hand nicht gebrauchen wollen, obwohl sie kräftige Arbeitsschwielen daran haben, die munter und vergnügt im Freundeskreis scherzen und wehleidig klagend in der ärztlichen Sprechstunde sitzen. Da es für den Arzt — irren ist ja menschlich! —

stets klug ist, von vornherein jeden Hysteriker zunächst als Kranken zu behandeln. auch wenn das Moment der Vortäuschung besonders drastisch zutage tritt, so wird man es stets zuerst mit einem Zuspruch. mit Suggestion und Persuasion versuchen, um eine „goldene Brücke" zum Rückzug zu bauen. Gelingt die Beseitigung der Symptome hiermit aber nicht, so muß der Gewohnheitshysteriker dem Kampfe ums Dasein überlassen werden, der Arzt vergibt sich nur etwas, wenn er sich wochen- und monatelang mit solchen Schlechtwilligen abquält, und nichts erreicht, weil der Behandelte eben bewußt nicht will.

Achter Teil.

Es fragt sich nun, wie man Behandlungswürdigkeit und Behandlungsberechtigung bei Hysterikern feststellen soll. Und damit kommen wir zur Frage der Beurteilung, d. h. der zivilrechtlichen Begutachtung hysterischer Störungen. Als selbstverständlich darf dabei wohl vorausgeschickt werden. daß jede Anpassung naturwissenschaftlicher Erkenntnis an rechtliche Verhältnisse etwas Mißliches, ein für die Naturforscher notwendiges Übel bleibt, daß dem persönlichen Urteil stets ein weiter Spielraum gelassen ist und man deshalb mit der Möglichkeit weitgehender Differenzen im Urteil der verschiedenen ärztlichen Begutachter rechnen muß. Und weiterhin darf es wohl als selbstverständlich betrachtet werden, daß es sich bei der Beurteilung der hysterischen Reaktionen nie um diese Reaktion allein handelt, sondern um die ganze Persönlichkeit, daß die hysterische Reaktion aus dem etwa vorhandenen sonstigen Krankheitsbild herausgeschält werden muß, daß beispielsweise eine neben den hysterischen Störungen bestehende Neurasthenie oder psychopathische Veranlagung gesondert zu bewerten ist.

Zwei Fragen müssen bei der Beurteilung gestellt werden:

1. Handelt es sich bei einer bestimmten vorliegenden hysterischen Reaktion überhaupt um eine Krankheit und ist der Kranke damit behandlungsbedürftig?

2. Welches ist die Ursache der hysterischen Störung, d. h. im speziellen Falle: ist der Militärfiskus mit Rücksicht auf eine durchgemachte Kriegsschädigung, eine Berufsgenossenschaft mit Rücksicht auf einen durchgemachten Unfall verantwortlich zu machen?

Nehmen wir die zweite Frage zuerst, so müßten wir streng genommen nach unserer Definition vom Wesen hysterischer Störungen sagen, daß die Schuld an der Erkrankung dem davon Betroffenen zugeschoben werden muß, daß in seiner Gesamtpersönlichkeit, seinem Nichtwollen, seiner Unlust Konflikte durchzukämpfen, die Ursache für das Auftreten der hysterischen Störungen zu suchen ist. Der Grad der äußeren Schädlichkeit würde damit weniger zu bewerten sein, denn wir haben ja im Kriege gesehen, daß die Schwere einer hysterischen Störung durchaus unabhängig von der Schwere eines psychischen oder körperlichen Traumas ist. Nun muß aber zugegeben werden, daß sich — ganz abgesehen von der Tatsache, daß hysterische Störungen sich oft mit anderen psychischen Komponenten vereinen — in der Praxis dieser Gedanke nicht konsequent verfolgen läßt. Hier tritt dann die Auffassung vom „konkurrierenden Verschulden" in ihr Recht, d. h. man wird zugeben müssen, daß zwar die Hauptursache der Störungen in der Persönlichkeit des Erkrankten zu suchen ist, daß aber doch eine auslösende Ursache anerkannt werden muß, wenn diese einigermaßen beträchtlich ist. Freilich ist eben diese auslösende Ursache erfahrungsgemäß bei weitem nicht so wichtig für die Schwere und für den Verlauf der Erkrankung, als es Laien und auch manche Ärzte meinen. Und die Mehrzahl der Psychiater und Neurologen tragen dieser wissenschaftlichen Erkenntnis auch dadurch Rechnung, daß sie den Grundsatz aufgestellt haben: Bei hysterischen Störungen, die durch einen Unfall, speziell durch ein Kriegstrauma ausgelöst worden sind, möglichst keine, nie eine hohe Rente geben, tunlichst nicht mehr als 30%. Dieser Grundsatz besagt praktisch, daß der Erkrankte für den Hauptteil seiner Erkrankung selbst verantwortlich gemacht werden muß, während dem Trauma nur eine geringe Schuld aufgebürdet werden kann. Ob im Einzelfalle überhaupt eine Rentenberechtigung vorliegt und wie hoch im Einzelfalle die Rente bemessen werden soll, das hängt in letzter Linie davon ab, ob bei der bestehenden hysterischen Störung die Reflexkomponente über die Willenskomponente überwiegt und wieweit sie überwiegt.

Es ist hier wieder Kretschmers[1]) Verdienst, seine Gedankengänge für die Praxis berechnet, formuliert zu haben. Er hat zu diesem Zwecke ein Schema aufgestellt, auf das ich hier verweise, ein Schema, das natürlich nur einen Entwurf bedeutet und das dem Begutachter im Einzelfalle einen weiten Spielraum läßt, das vor allem im einzelnen noch einer genaueren Begründung und exakten Bestätigung durch Einzeluntersuchungen bedarf.

Es werden drei große Gruppen Hysteriker unterschieden. Die erste Gruppe — und das ist sicher die kleinste! — ist die, wo man das Recht hat, die vorliegenden hysterischen Störungen als Krankheit zu bezeichnen, es ist die Gruppe, wo die Willenskomponente in der Reflexkomponente ganz verlorengegangen ist, es ist die Gruppe, wo man wirklich vom kranken Menschen sprechen kann, die der ärztlichen Behandlung bedürfen und die — wenn die Heilung des Symptoms nicht gelingt — auch rentenberechtigt sind, freilich Rentenberechtigung immer unter Beachtung des Grundsatzes, daß die Rente wesentlich niedriger sein muß als die des entsprechend organisch Kranken. Und daß eine solche hysterische „Erkrankung" vorliegt, erkennt man daran, daß die vorliegenden Störungen für uns in der Regel nicht ohne weiteres willkürlich nachahmbar sind und die eine gewisse „neurologische Begrenzbarkeit" aufweisen. Hierher gehören nach Kretschmer die Fälle von sogenannter Reflexhysterie, beispielsweise der echte Schütteltremor, der echte Tic und andererseits auf mehr psychiatrischem Gebiete die Fälle von schwerer Hypobulie, d. h. also hysterisch Kranke, bei denen der Vorteil, den sie durch ihre Krankheit erreichen können, nicht im geringsten im Verhältnis zur Schwere und zu den Nachteilen ihrer Krankheitssymptome stehen, z. B. jahrelang Bettlägerige, jahrelang Astatische, jahrelang Groteske, Pseudodemente, Stupuröse, dazu rechnet Kretschmer noch die schweren Autohypnotiker und Explosiven, sowie die Kranken mit fester Objektivierung der Urteilsvorgänge, d. h. die paranoiden Psychosen, die hypochondrische Wahnbildung alter Traumatiker, das Rentenquerulantentum.

---

[1]) Kretschmer. Entwurf zu einem einheitlichen Begutachtungsplan für die Kriegs- und Unfallneurosen. Münch. med. Wochenschr. 1919. Nr. 20.

Dieser, wie gesagt, in der Begutachtertätigkeit gar nicht so großen Gruppe der wirklich hysterisch Kranken steht die von Kretschmer neu geschaffene zweite Gruppe der hysterischen Gewöhnung gegenüber, wobei er als hysterische Gewöhnung alle diejenigen hysterischen Zustandsbilder bezeichnet, die aus Willensvorgängen durch allmähliche Einschleifung entstanden sind. Hierzu wären z. B. zu rechnen einfache Gang- und Haltungsstörungen, die nicht einem neurologischen Krankheitsbild entsprechen, die abulische Muskelschwäche, die hysterischen Schmerzen. Und hierher gehört auch der sogenannte hysterische Gewohnheitsrest, wobei es sich um die unvollständigen Spätformen der Reflexhysterien handelt, die der mangelnden Willensunterstützung seitens der Patienten ihre Fortdauer verdanken, wobei also der Willensvorgang wieder das Übergewicht über den Reflexvorgang erlangt hat. Hier handelt es sich im Gegensatz zu den Reflexhysterien um meist unregelmäßige und unvollständige Störungen, die besonders in passender Situation auftreten und mit solchen Gewohnheitsresten haben wir es ja ganz besonders bei behandelten Hysterikern zu tun, die einmal symptomenfrei gemacht worden sind, aber aus leicht durchschaubaren Gründen sich einen kleinen Rest ihrer Erkrankung für alle Fälle aufgehoben haben. Von den mehr psychiatrischen Formen wären hierzu zu rechnen der gewöhnliche, deutlich tendenziös ausgeprägte hysterische Anfall, der gewöhnliche Erregungszustand des Kriminellen und Infantilen, das „Gros aller Gelegenheitshysteriker".

Diese zweite Gruppe also, bei denen ein direkter Konnex mit der Willenssphäre vorhanden ist, deren Symptomatik im Formkreis des physiologisch Möglichen liegt, ist keinesfalls rentenberechtigt, wohl aber sind sie behandlungsberechtigt, d. h. genauer genommen anleitungsbedürftig. Im Laufe der Suggestivbehandlung oder ruhigen Beratung wird es sich dann zeigen, inwieweit man seine Behandlung fortsetzen soll oder inwieweit man es mit einem ernstlich Schlechtwilligen zu tun hat, der schon mehr in die

dritte Gruppe gehört, der ausgesprochenen Aggravation und Simulation, die nicht behandlungswürdig, keinesfalls rentenberechtigt ist, ja, eventuell sogar strafbar wäre. Es handelt sich um die Gruppe, die auch als hysterische Vortäuschung bezeichnet wird, wozu zu rechnen wären die plumpen Augenblicksimprovisationen, wie Temperaturfälschen, das Zittern mit der rechten Hand, zeitweises Hinken und Schonen, viele der hysterischen Überlagerungen bei organischer Motilitätsstörung, die willkürliche, zeitweise Benutzung von Resten von Reflexhysterien und komplizierteren Gewöhnungen, die Pseudodemenz im Anfangsstadium, die bewußte Vortäuschung bei Angaben zur Vorgeschichte. Nach meiner Erfahrung ist die Unterscheidung der dritten von der zweiten Gruppe oft nicht leicht, was praktisch aber nicht allzu schwer wiegt, weil eine Rentenzahlung für beide nicht in Frage kommt.

Daß man sich auch bei Anerkennung unserer Anschauung tunlichst hüten soll, einen Untersuchten direkt als Simulanten zu bezeichnen, daß man ihm auf Umwegen die Wahrheit sagen soll, oder aber die bittere Pille irgendwie versüßen, resp. ihm einen ehrenvollen Rückweg in die Gesundheit offen halten soll, daß man andererseits aus praktischen Gründen auch bei hysterisch Kranken schwerster Form tunlichst die Erwerbsbeschränkung nicht so hoch bemißt, daß der Betreffende noch die Möglichkeit hat, neben seiner Unfall-

oder Kriegsrente eine Invalidenrente zu beantragen, kurzum, daß bei Bemessung einer Rente stets das erzieherische Moment eine wichtige Rolle zu spielen hat, sei am Schluß noch bemerkt, und ebenso sei hier noch auf die Schwierigkeiten hingewiesen, die dem nach unserer Auffassung urteilenden Psychiater dadurch erwachsen, daß frühere Begutachter hysterische Störungen wesentlich anders bewertet haben, vielleicht sogar die Erwerbsbeschränkung mit 100% abgeschätzt haben. In solchen Fällen muß natürlich der Arzt auf die frühere Beurteilung Rücksicht nehmen und es kann sich dann nur darum handeln, behutsam erzieherisch vorzugehen und die Rente allmählich abzubauen, um der Gefahr zu entgehen, hypochondrische Wahnbildung und Rentenquerulantentum zu erzeugen. Eine bessere Einsicht der engeren und weiteren Fachgenossen in das Wesen hysterischer Störungen muß es aber in Zukunft dahin, bringen, diese Störungen so frühzeitig wie möglich und so schnell wie möglich zu unterdrücken, sie tunlichst soweit wieder herzustellen, daß Rentenzahlung überhaupt nicht oder doch nur in geringem Ausmaß in Frage kommt, sie so zu analysieren, zu behandeln und abzufinden, daß es für das Individuum sowohl wie für die Gesamtheit von Vorteil ist. Nach dieser Richtung mitzuhelfen, das ist der Zweck meiner Arbeit.